面瘫
中西医诊疗汇通

主　编　刘　波

副主编　封　硕　刘　浩

编　委　邢昱一　唐晓军　杨　阳

全国百佳图书出版单位
中国中医药出版社
·北　京·

图书在版编目（CIP）数据

面瘫中西医诊疗汇通／刘波主编 . —北京：中国
中医药出版社，2023. 12
ISBN 978 - 7 - 5132 - 8419 - 6

Ⅰ.①面… Ⅱ.①刘… Ⅲ.①面神经麻痹—中西医结
合—诊疗 Ⅳ.①R745. 1

中国国家版本馆 CIP 数据核字（2023）第 185447 号

中国中医药出版社出版

北京经济技术开发区科创十三街 31 号院二区 8 号楼
邮政编码 100176
传真 010 - 64405721
唐山市润丰印务有限公司印刷
各地新华书店经销

开本 880 × 1230 1/32 印张 6 字数 126 千字
2023 年 12 月第 1 版 2023 年 12 月第 1 次印刷
书号 ISBN 978 - 7 - 5132 - 8419 - 6

定价 45. 00 元
网址 www. cptcm. com

服 务 热 线 010 - 64405510
购 书 热 线 010 - 89535836
维 权 打 假 010 - 64405753

微信服务号 zgzyycbs
微商城网址 https：∥kdt. im/LIdUGr
官 方 微 博 http：∥e. weibo. com/cptcm
天猫旗舰店网址 https：∥zgzyycbs. tmall. com

本书由大连市医学重点专科
"登峰计划"项目资助出版

序 言

面瘫是临床常见的神经系统病症，大多数患者可以获得满意的疗效，但仍有少部分会遗留不同程度的面神经功能障碍和面容损毁，给患者带来极大的心理压力，严重影响其生活、工作和社交活动。因此，提高面瘫的诊疗水平，促进愈后，是临床中一项重要的任务。

中医最早的典籍——《黄帝内经》中就有关于面瘫的记载，2000多年来，中医药在面瘫的诊治上积累了丰富的经验。新中国成立后，随着中西医结合医学体系的建立，面瘫疾病领域也取得了很多成果。

刘波博士是大连医科大学中西医结合学院的硕士研究生导师，多年来致力于神经科的中西医临床和教学工作。在诊疗教学之余，组织编写了《面瘫中西医诊疗汇通》一书。该书融汇古今，采撷中西医学精粹，理论联系实际，系统介绍了面瘫的中西医基础知识，从解剖、病因、病理、诊断、治疗等方面进行了详细论述，为临床医师认识和处理面瘫疾病提供了参考，也为中西医结合临床实践做了很好的探索。

在此书付梓之际，诚邀作序，能先睹为快，获益良多，以荐读者。

大连医科大学附属第二医院院长

博士研究生导师

辽宁青年名医

医学博士

2023 年 4 月

前　言

　　面瘫是临床的常见疾病，主要以特发性面神经麻痹为代表，有较高的发病率。一直以来，患者初诊就诊科室混乱，神经科、口腔科、耳鼻喉科、中医科、针灸科等多个科室都有接诊处理。由于一些医生对该病的诊断和评价认识不足，治疗方法不当，尤其是对于重症的周围性面瘫，在发病初期未能对面神经和面神经管的炎性水肿进行及时和恰当处理，致使后期恢复不佳。为此，我们从临床实际出发，并查阅了大量中外文献，从该病的中西医病因病机、临床类型、病情评价、不同时期的治法等进行详细归纳，以期总结合理的诊治方案，为临床医生提供参考。

　　从实际情况来看，面瘫患者寻求中医治疗的比例较高。中医治疗本病的方法虽然很多，但是与西医发布的指南不同，中医在治疗上目前仍然没有形成一致的推荐意见。中医医生在临床中大多个人经验为主进行治疗，甚至许多方法在疗效上还有待商榷。因此，我们希望通过此书带给大家一些理性的、客观的思考，去伪存真，去粗取精，早日探索出面瘫治疗的规范方法。

刘　波

2023 年 5 月

目 录

>>>

上篇　面瘫的西医诊疗

下篇　面瘫的中医诊疗

上篇

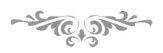

面瘫的西医诊疗

第一章 概 述

面瘫指支配面部表情肌的上运动神经元或下运动神经元病变，导致面部表情肌运动功能障碍。根据临床表现，面瘫可以分为中枢性面瘫和周围性面瘫。

第一节 面神经解剖基础

一、面神经核上神经解剖

面神经核上性支配起源于大脑皮质中央前回下 1/3 的锥体细胞，发出轴突形成皮质延髓束，经放射冠、内囊膝部下行，至大脑脚中部下行至脑桥，止于双侧面神经上核和对侧面神经下核。（图 1）

二、面神经核及面神经解剖

1. 面神经核

面神经核位于脑桥下部被盖的腹外侧，细胞核团分为上、下两组。面神经核上部受双侧皮质脑干束控制，支配上部面肌（额肌、皱眉肌及眼轮匝肌）；其下部受对侧皮质脑干束控制，支配下部面肌（颧肌、颊肌、口轮匝肌、颈阔肌等）。

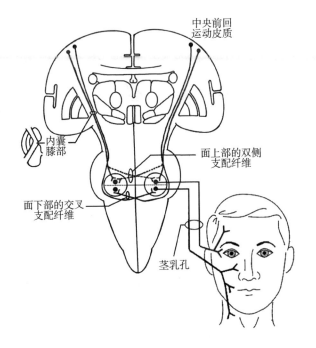

图1　面神经核上神经解剖

面神经核还接受许多其他脑区的传入冲动，如三叉神经感觉主核及孤束核，以及上丘（视反射中枢）和上橄榄核（听觉有关），完成由视听刺激和面口部感觉传入冲动诱发的一些反射，如因强光照射而发生的瞬目和闭眼反射、碰触角膜引起的闭眼反射（角膜反射），以及食物进入口腔而引起的咀嚼和吸吮动作等。

2. 面神经

面神经是一支含四种纤维成分的混合神经，由两个神经根组成（图2）。一个是粗大的运动根，为单纯运动性神经，为特殊内脏运动纤维，起于脑桥的面神经核，支配面部表情肌的运动。另一个是细小的混合根，称为中间神经，含三种纤维成分。一般内脏运动纤维，起于脑桥的上泌涎核，属副交感神经节前纤维，分别在翼腭神经节和下颌下神经节交换神经元，节后纤维分布于泪腺、下颌下腺、舌下腺及鼻腔和腭部的黏膜腺，控制其分泌。特殊内脏感觉纤维，即味觉纤维，胞体位于膝状神经节，周围突分布于舌前2/3黏膜的味蕾，中枢突止于脑干延髓的孤束核。一般躯体感觉纤维，胞体也位于膝状神经节内，传导耳部小片皮肤的浅感觉至脑干的三叉神经感觉核。

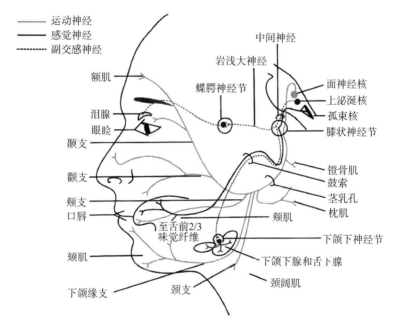

图2　面神经分支与支配

　　面神经在延髓脑桥沟外侧部出脑，内侧为较大的运动根，外侧为较小的混合根（中间神经）（图3），两根进入内耳门后合成一干，与前庭蜗神经伴行，穿内耳道底进入颞骨内的面神经管，穿茎乳孔出颅，进入颞下窝，向前穿过腮腺到达面部，分布于面部表情肌。

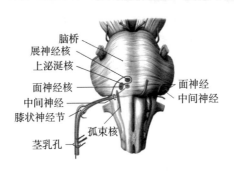

图3 面神经、中间神经

面神经脑桥内段：自面神经核和上泌涎核发出纤维后，向背内侧行，绕过展神经核背侧，形成面神经膝，继而向腹外侧行（图4）。

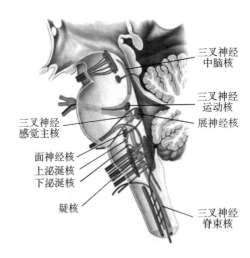

图4 面神经脑桥内段

面神经颅内段：该段从脑桥小脑角出脑向前外侧行至颞骨岩部内耳门，穿硬脑膜。在脑桥小脑角处，感觉纤维和副交感纤维独立合成中间神经，在此，面神经位于内侧，前庭蜗神经位于外侧，中间神经位于二者之间，其包含躯体传入、内脏传入和内脏传出的神经纤维；传递外耳道后部感觉和舌前 2/3 的味觉，支配泪腺、颌下腺和舌下腺，以及鼻腔、鼻旁窦和上腭的小腺体的分泌。鼓索神经和岩浅大神经为中间神经的主要分支。膝状神经节包含特殊内脏传入味觉纤维的胞体和一般躯体感觉的传入纤维的胞体，一般内脏传出纤维和特殊内脏传出纤维通过膝状神经节，但未形成突触。

面神经管内段：面神经管内段走行于颞骨岩部内的面神经管内。面神经管起自内耳道底，在耳蜗与前庭之间向前外方斜行，达鼓室上部内侧壁附近，呈锐角折向后外方，面神经在此转折处称为面神经外膝，转折后的面神经行于前庭窗上方的鼓室内侧壁，几乎水平向后达鼓室口的内侧壁，又呈弓形弯向下方，经茎乳孔出面神经管至颅外（图5）。

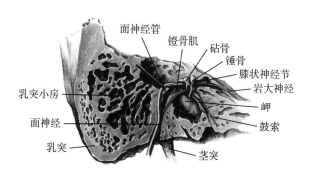

图5 面神经管

面神经在管内的分支如下。

（1）鼓索：在面神经出茎乳孔前约 6mm 处发出，行向前上，从后方入鼓室，越过鼓膜上部和锤骨柄，然后穿岩鼓裂出鼓室（出颅），至颞下窝，行向前下以锐角加入舌神经。鼓索含有两种纤维：①味觉纤维，其胞体在膝状神经节内，中枢支入脑干止于孤束核，周围支经鼓索随舌神经分布到舌前 2/3 的味蕾，司味觉；②副交感纤维，是由脑桥泌涎核发出的，经鼓索和舌神经终于舌神经与颌下腺之间的颌下神经节，交换神经元后，节后纤维分布于下颌下腺和舌下腺，司腺体分泌。

（2）岩大神经：为副交感节前纤维，自膝状神经节处分出，经颞骨岩部前面的面神经管裂孔出面神经管，沿岩大神经沟走行，经破裂孔出颅，接受岩深神经（来自颈内动脉交感丛）合成翼管神经，穿翼管至翼腭窝，进入蝶腭神经节内换元后分布于泪腺、鼻、腭黏膜的腺体，司腺体分泌。

（3）镫骨肌神经：由面神经垂直部经过鼓室后壁时发出，支配镫骨肌。其肌止于镫骨小头，可牵引镫骨向后，防止镫骨底板过度向前庭推进，缩小听小骨振动的振幅。当镫骨肌瘫痪时，听小骨振幅增大，使听觉过敏。

面神经颅外段：自茎乳孔出颅转向前方，分出 3 个小分支，支配枕肌、耳周围肌、二腹肌后腹和茎突舌骨肌。其主干进入腮腺实质，在腺内分支组成腮腺内丛，该丛发出分支从腮腺前缘呈辐射状分布，为面神经的五大终支：颞支、颧支、颊支、下颌缘支、颈支。这些分支分别支配的面肌如下（图6）。①颞支：向前上方至颞部，支配耳前肌、耳上肌、额肌、皱眉肌和部分眼轮匝肌。②颧支：在腮腺管上方前行，支配部分眼轮匝肌、颧肌和鼻肌等。③颊支：在腮腺管下方前行，支配颊部和上、下唇的肌肉，如颧肌、笑肌、上唇方肌、犬齿肌、颊肌、口轮匝肌、三角肌和下唇方肌等。④下颌缘支：沿下颌骨下缘前行，支配下唇方肌和颏肌等。⑤颈支：于下颌角附近下降于颈部，支配颈阔肌等。

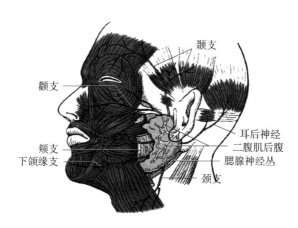

图6　面神经支配面肌分支

第二节　面神经不同部位损伤的表现

一、核上性病变

若病变累及中央前回下1/3的面肌运动代表区或其发出的皮质脑干束，则表现为中枢性面瘫。临床表现为对侧下面部麻痹，特别是口周围的肌肉运动麻痹，面上部肌肉运动尚好或略弱，能皱眉和闭眼，常伴伸舌向面瘫侧偏斜、面瘫侧的上肢瘫痪。如优势半球受累，合并失语。引起中枢性面瘫的内囊病变，多累及内囊膝部或后肢前部，还伴有偏侧肢体瘫痪、偏身感觉减退，可有偏盲。

二、脑桥病变

若脑桥病变位于面神经核附近，累及邻近的结构，如展神经束或核、皮质脊髓束、内侧纵束，可造成同侧面瘫合并对侧偏瘫，同时伴有展神经的损害。其中最具代表性的有两个：①Millard-Gubler 综合征（图7）：由脑桥腹外侧的病变破坏了面神经核或（和）束、展神经核或（和）束、皮质脊髓束、皮质延髓束、脊髓丘脑束及内侧丘系所致。临床表现为同侧周围性面瘫，同侧

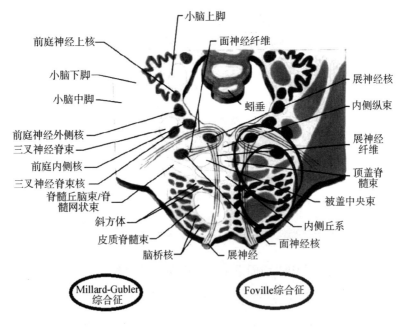

图7　脑桥病变综合征

外展神经麻痹，对侧肢体偏瘫、舌下神经麻痹，以及对侧偏身感觉障碍。②Foville 综合征（图7）：由脑桥基底内侧病变破坏了面神经核或束、展神经核、内侧纵束、皮质脊髓束、皮质延髓束所致。除了同侧面瘫和对侧肢体偏瘫、舌下神经麻痹外，可合并同侧外展神经麻痹和双眼向同侧注视麻痹。若病变波及被盖内侧部，可影响内侧丘系，引起对侧肢体深感觉障碍。以上综合征通常见于脑桥的炎症、肿瘤、血管病。

三、周围神经病变

1. 脑桥小脑角病变

此部位病变同时累及面神经和听神经，表现为周围性面瘫、听力丧失、耳鸣和眩晕。根据病灶的大小和具体部位不同，其他结构也可能受累，如脑桥（眼震或同侧的凝视麻痹）、小脑脚和小脑（同侧的共济失调）、三叉神经（同侧的面痛、面部感觉受损）和外展神经（同侧的外直肌麻痹）。常见的病因包括听神经瘤和脑膜瘤。（图8）

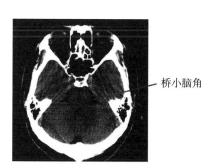

—— 桥小脑角

图8　桥小脑角

2. 面神经管病变

该处病变所致面瘫常合并听觉和前庭功能损害。在茎乳孔以上累及鼓索神经，还可出现舌前 2/3 味觉障碍和患侧唾液分泌减少；在面神经管垂直段更高部位，因累及镫骨肌支，不能限制波动过强地振动前庭窗而出现听觉过敏；若在膝状神经节以前损伤面神经，则同侧泪液分泌减少或停止。面神经管的常见病变包括血管瘤、神经瘤、颞骨骨折和炎症如 Bell 麻痹（贝尔麻痹）。

3. 颅外段损伤

颅外段损伤表现为同侧面部表情肌功能障碍。

第三节　面瘫的病因

一、中枢性面瘫

中枢性面瘫是由于中枢性病变，破坏了大脑皮质运动中枢（中央前回下 1/3）至面神经核之间的信息联系而引起的面肌瘫痪。常见病因为脑血管病、肿瘤和炎症等。

二、周围性面瘫

1. 感染

感染是周围性面瘫的重要致病因素。临床研究表明多数贝尔麻痹患者的血清、体液、脑脊液和神经组织活检可检出高水平的单纯疱疹病毒 HSV-1 或 HSV-2 抗体及病毒 DNA，提示贝尔麻痹与单纯疱疹病毒感染相关。膝状神经节综合征又称拉姆齐·亨特综合征（Ramsay Hunt syndrome，RHS），则是带状疱疹病毒感染，使膝状神经节及面神经发生炎症，出现外耳道疱疹伴面瘫。

莱姆病、麻风、脑干炎、吉兰－巴雷综合征的某些类型也会引起周围性面瘫。

中耳炎、乳突炎、腮腺炎或耳郭、耳根等处的炎症感染都可以波及面神经主干或分支而产生病变。

2. 肿瘤

面神经瘤可引起面瘫。脑桥小脑角肿瘤压迫面神经也可引起面瘫，常伴有三叉神经、舌咽神经、听神经等多组颅神经的病变。腮腺肿瘤可致面神经受损。另外听神经瘤、头颈其他肿瘤都有可能损伤面神经。粒细胞白血病可致双侧面神经周围性麻痹。

3. 脑干出血或梗死

位于脑干面神经和附近的出血或梗死，有时会导致单侧或双侧周围性面瘫。有时也同时出现动眼神经、外展神经麻痹，或合并偏侧肢体功能障碍。

4. 颅脑外伤

颅底骨折或颞侧外伤后可能伤及面神经的不同节段，也可能伴有外展神经、动眼神经、舌咽神经轻重不等的损伤。

5. 医源性损伤

颅脑手术发生面神经损伤主要见于脑桥小脑角的手术，如听神经瘤手术、小脑脑桥角脑膜瘤手术、三叉神经肿瘤手术、面肌痉挛及三叉神经痛的血管减压术等。耳科手术如中耳乳突手术、颞骨手术及鼓室成形术可能造成面神经的损伤。

第四节　面瘫的诊断思维

一、先区别中枢性面瘫与周围性面瘫

中枢性面瘫表现为面上部肌肉运动存在，蹙额、闭眼、抬眉功能正常，而面下部肌肉瘫痪，不能完成耸鼻、示齿、鼓腮等动作，而味觉、泪腺分泌、唾液分泌等功能正常。中枢性面瘫与周围性面瘫的区别见表1、图9。

表1　中枢性面瘫与周围性面瘫区别

		周围性面瘫	中枢性面瘫
临床表现		上、下面部表情肌瘫痪。患侧额纹消失，不能皱眉，眼裂闭合不全，鼻唇沟变浅，口角下垂，示齿时口角歪向健侧	颜面上部的肌肉并不出现瘫痪，故闭眼、蹙额、皱眉均正常。静止位时患侧鼻唇沟变浅、口角下垂，示齿时口角歪向健侧
相同点		都有面部表情肌瘫痪	
不同点	发病部位	核下（局部）	核上（伴肢体变化）
	额纹	患侧变浅或消失	无变化
	全身症状	多数仅局部病变	伴有同侧舌肌瘫痪、肢体瘫痪

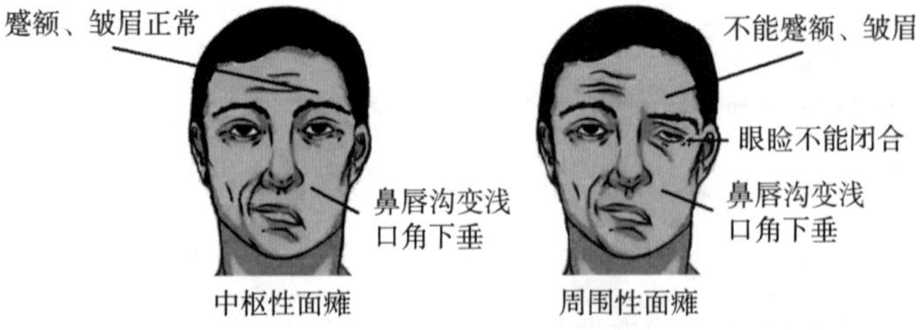

蹙额、皱眉正常　　　　　　　　　　　　　　　　　不能蹙额、皱眉

　　　　　　　　　　　　　　　　　　　　　　　　眼睑不能闭合

鼻唇沟变浅　　　　　　　　　　　　　　　　　　　鼻唇沟变浅
口角下垂　　　　　　　　　　　　　　　　　　　　口角下垂

中枢性面瘫　　　　　　　　　　周围性面瘫

图9　中枢性面瘫与周围性面瘫区别

二、周围性面瘫需要检查的临床症状、体征，排除相关疾病

对于判断为周围性面瘫的患者，要通过询问其病史、耳部及头颈部检查排除是由其他疾病所引起（表2），需要记录以下内容。①面瘫病程；②发病特点：急性还是渐进性；③诱因：吹风、受凉、感染、外伤等；④既往有面瘫病史；⑤面瘫家族史；⑥系统性疾病（糖尿病、自身免疫性疾病）；⑦皮肤改变，耳周、面部、颈部、胸部或背部的皮疹；⑧前驱症状，如鼻塞、咽痛、发热或关节痛；⑨口周单纯疱疹病毒感染史；⑩旅行史；⑪耳部症状，包括耳溢液、听力下降、眩晕、耳痛或耳胀；⑫近期蜱虫叮咬或露营史；⑬完整的肿瘤病史，包括面部皮肤肿瘤；⑭近期外伤史；⑮既往手术史，包括耳部和中枢神经系统手术；⑯神经系统症状，包括颅神经病变、功能减退或刺痛。

表2 周围性面瘫需要检查的临床症状、体征，排除相关疾病

检查	注意排除相关疾病
耳镜检查时耳部干净吗	评估鼓膜和耳道。急性或慢性中耳炎（或伴胆脂瘤）和恶性外耳道炎都可导致下运动神经元性面瘫，需要进一步在耳鼻喉科进行评估
存在同侧听力丧失吗	进行 Weber 和 Rinne 音叉试验。尽管 Ramsay Hunt 综合征可以出现感觉神经性听力丧失，但是排除桥小脑角病变非常重要（表现为缓慢起病的单侧感觉神经性听力丧失）。急性中耳炎或胆脂瘤可以出现传导性听力丧失，而贝尔麻痹患者通常对于响亮的声音异常敏感
有皮疹吗	小水疱样皮疹累及鼓膜、耳道、外耳郭或口腔，可能提示 Ramsay Hunt 综合征。莱姆病多分布在森林茂密的地区，表现为肢体或躯干上特征性的红斑"靶心样"病变（70%病例）、关节痛和面部肿胀，是由携带伯氏疏螺旋体的蜱虫叮咬导致，抗体试验可以协助确定诊断

检查	注意排除相关疾病
头颈部有淤血或伤痕吗	面瘫可以继发于颅底骨折（常见的相关体征包括眶周或乳突淤血、耳道出血和鼓室积血）或近期行乳突、腮腺或下颌下腺手术
双侧角膜反射正常吗	除了面肌无力，桥小脑角病变（如听神经瘤）可以导致受累侧角膜反射减低或缺失或伴耳胀（由于三叉神经受损）
乳突区疼痛或肿胀吗	乳突痛性肿胀伴中耳炎症或耳郭外移（或二者都有）可以提示急性乳突炎
腮腺变大了吗	腮腺肿物的触诊可以提示肿瘤（特别是与局部皮肤癌病史、延缓发生的面瘫或疼痛相关时）。如果怀疑肿瘤，对头颈部其他部位进行彻底检查

三、周围性面瘫需要鉴别的疾病

很多疾病都可以表现有周围性面瘫，需要注意鉴别的疾病详见表3。

表3　周围性面瘫需要鉴别的疾病

疾病	临床表现	病因	诊断
贝尔麻痹	急性自发起病，72小时内达高峰，常表现为单侧孤立性周围性面瘫	病因未明	为排除性诊断，综合临床特点可诊断
中耳炎	常为不完全性面瘫	急、慢性中耳炎等引起骨管破裂或面神经炎症	病史、体格检查及影像学检查
医源性损伤	面神经管或邻近部位手术后出现面瘫	术中损伤或填塞物压迫面神经	主要依靠病史及体格检查

疾病	临床表现	病因	诊断
Ramsay Hunt 综合征	急性单侧面瘫伴内耳功能障碍、耳痛及耳郭疱疹，可累及其他颅神经，常有前驱感染史	水痘–带状疱疹病毒再激活	临床表现及体格检查，必要时行神经影像学、脑脊液（CSF）水痘–带状疱疹病毒抗体、DNA 检测
神经莱姆病	流行病学地区，蜱虫咬伤，双侧面瘫，常伴游走性红斑、发热及全身多系统症状	伯氏疏螺旋体感染后的炎性反应	CSF 淋巴细胞数增多、伯氏疏螺旋体抗体阳性
HIV 相关性面瘫	单侧面瘫居多，女性多见	HIV 感染	HIV 血清学、CSF 检测
肿瘤所致周围性面瘫	多渐进性进展（至高峰时间超过 72 小时），可伴其他症状	面神经、听神经、腮腺等部位的肿瘤	病史、体格检查、增强影像学检查，必要时进行病理检查
自身免疫疾病	多双侧或反复发作性面瘫，可累及其他颅神经或全身其他系统	自身免疫调节异常	病史、体格检查，相应的 CSF、血清学指标及影像学检查，必要时进行活检（如结节病）

第二章　特发性面神经麻痹

特发性面神经麻痹是常见的脑神经单神经病变，是因茎乳孔内面神经非特异性炎症所致的周围性面瘫。1821年苏格兰解剖学家 Charles Bell 首先发现了面部运动神经和感觉神经的分离，8年后在英国皇家学院详细地描述了3例面神经麻痹患者的临床表现，故特发性面神经麻痹亦称 Bell 麻痹（贝尔麻痹）。

本病的发病率为11.5~53.3/10万，占急性面神经麻痹的60%~75%，无性别和种族差异，年龄的增长可能是一个危险因素。该病累及左右侧面神经的比例相等，约10%的病例复发，约8%的患者有阳性家族史，多见于双侧发病患者。

第一节　特发性面神经麻痹的病因

特发性面神经麻痹的发病原因目前尚无明确定论，主要有以下几种学说。

1. 神经缺血

面神经的血液供应来自三条动脉：迷路动脉、脑膜中动脉、茎乳动脉。神经滋养血管的微循环障碍或者缺血性神经病变是特发性面神经麻痹最传统的假说。

部分贝尔麻痹是在受寒冷和凉风刺激后发病，推测由于寒冷的骤然刺激或其他原因刺激引起血管的运动神经反射，导致营养神经的血管痉挛收缩，神经缺血、水肿、受压。面神经进入内听道后在弯曲狭窄的骨管内走行，是人体内居于骨管中最长的神经。其穿行骨管3.1~3.3cm，血运局限，侧支代偿差，容易引起缺血性损害；而面神经迷路段的骨管尤为狭窄，毛细血管密度较小，更容易发生缺血损伤。另外，位于内听道和膝状神经节之间的迷路段面神经缺少神经外膜和神经外周组织，对各种刺激的抵抗力差，更容易受损，发生水肿。面神经发生缺血、水肿后受压，面神经骨管内压力增加，影响了面神经的供血。这些病理因素相互联系，形成恶性循环，使神经功能发生障碍而出现面肌瘫痪。有糖尿病和血管硬化病史的患者，贝尔麻痹的发生率较高，可能与糖尿病和血管硬化引起的缺血有关。临床上在对贝尔麻痹患者进行面神经减压手术时观察到面神经发生水肿，推测水肿可能继发于缺血和炎症，这种水肿在患者发病9~23天的增强MRI检查中也得到证实。

2. 病毒感染

有研究认为其病因可能为膝状神经节中潜伏的疱疹病毒感染再激活及随后向面神经蔓延；单纯疱疹病毒1（HSV-1）及带状疱疹病毒（HZV）可能是主要的病原体，且HZV可通过卫星细胞扩散至整个神经细胞而可能更具有侵袭性。有研究发现，在面神经膝状神经节可检测到潜伏的单纯疱疹病毒，在面神经减压手术中收集的神经内膜的液体中可检测到HSV-1基因组，而在拉姆齐·亨特综合征和其他神经疾病中没有检测到，说明单纯疱疹病毒感染在贝尔麻痹患者中有一定的特异性。

在动物实验中发现单纯疱疹病毒可引起类似人类贝尔麻痹的症状。有学者在面神经耳后支断端接种 HSV-1 可以引起小鼠暂时性面瘫，成功复制了单纯疱疹病毒诱发面神经炎的模型。还有通过免疫调节诱导病毒在动物模型中重新激活，也可引起面瘫。

此外，流感病毒也被认为与贝尔麻痹的发生有关。Mutsch 等通过匹配病例对照研究分析了 773 例贝尔麻痹患者，这些患者中有部分接种了流感疫苗，发现接种了疫苗的患者发生面瘫的概率是未接种者的近 19 倍，且接种疫苗后 31 ~ 60 天期间面瘫发生率最高，推测贝尔麻痹并非由疫苗病毒直接引发，而更可能是由于自身免疫功能障碍或 HSV 再活化引起。

3. 环境因素

在环境方面，如凉风吹袭、冷温刺激均可诱发面瘫。有动物实验用二甲醚加液化丙烷气体做面神经管喷雾冷冻，证实面神经麻痹占 94%（15/16 例）。用不同低温、流速、时程的冷空气刺激动物鼓膜后，成功地引发了部分动物面神经复合动作电位不同程度的下降，甚至完全瘫痪。

4. 面神经管解剖结构异常

使用 CT 和 MRI 成像测量不同节段面神经管直径，显示面神经管最窄的部分为迷路段和鼓室段。面神经与面神经管在迷路段、鼓室段的比值影响面瘫严重程度，面神经管狭窄的患者更容易压迫水肿的面神经，且患者面瘫程度与其面神经管狭窄程度显著相关。

5. 免疫因素

贝尔麻痹的发病机制可能是细胞免疫介导的自身免疫机制。临床研究发现，贝尔麻痹急性期患者外周血淋巴细胞与健康对照组相比，总 T 细胞（CD3）和辅助性 T 细胞（CD4）比率下降。与健康人相比，贝尔麻痹患者血清样本含有高水平的白介素 1（IL-1）、白介素 6（IL-6）和肿瘤坏死因子 α（TNF-α）。这提示贝尔麻痹患者血清中细胞免疫可能已激活。

在接种一些疫苗后发生贝尔麻痹的事件亦支持贝尔麻痹发病机制中相关的免疫学假说。

6. 遗传因素

部分患者可有贝尔麻痹家族史，或有家族性解剖异常，如面神经管狭窄等。1974 年 Will Brand 等报道一个家族在 40 年间有 29 人罹患面瘫。Samuel 于 1984 年比较全面系统地报告了一个家族性贝尔麻痹的病例。Schwartz 等对 30 例贝尔麻痹患者进行了相关实验，认为某些患者具有易患贝尔麻痹的基因基础。这些都支持贝尔麻痹发病具有家族倾向性。至于家族性贝尔麻痹的发病率，Adour 等对 1000 例患者进行研究后认为，有 8% 呈家族史阳性，Will Brand 等报道家族性贝尔麻痹的发病率为 6%，May 等研究的 3000 余例贝尔麻痹患者中，有 17% 的患者有家族史，因此推测发病可能与遗传有关。

第二节　特发性面神经麻痹的病理

贝尔麻痹虽然发病率较高，但不是致死的疾病，因此获得病理较少。从目前已经报告的数例颞骨病理组织学研究结果中，有几个共同点，可以认为贝尔麻痹的病理组织学改变有如下特征：①面神经颞骨内全部走行具有淋巴细胞浸润，由此认为是由于某种原因引起的炎症，这样的炎症改变有的病例可持续半年以上；②所有病例的神经变性，末梢部分比膝状神经节严重；③结缔组织增殖，从岩部到垂直段全程明显肥厚；④从膝状神经节到末梢部表现为血管扩张和瘀血。

面神经损伤后的神经病理变化与其他神经损伤相似，都发生Wallerian 变性及神经再生。Seddon 最早提出"神经失用、轴突断伤和神经断裂"的三个损伤理论，随后，Sunderland 指出神经损伤分级，病理分级分 5 级。需要注意的是，在一条神经干内的不同神经束上，可同时出现 Ⅰ ~ Ⅴ 级损伤。

神经损伤 Sunderland 病理分级（图 10）：①Ⅰ级，为神经失用性损伤，神经生理性阻断，髓鞘变性，无轴突变性，无神经纤维的中断，神经轴突与神经元及终末效应器之间仍保持其连续性，其远端不出现 Wallerian 变性，但神经传导功能丧失；②Ⅱ级，轴突中断，轴突在损伤部位发生区域性溃变，其远端可发生程度不同的 Wallerian 变性，神经内膜管保持完整，虽可出现神经暂时性传导功能障碍，但其功能可自行恢复，预后尚好，多于1~2 个月完全恢复；③Ⅲ级，不仅有轴突中断及损伤远端的 Wallerian 变性，而且神经内膜管的连续性遭到破坏，因此又称神经中断，但神经束膜仍保持完整，此时再生轴突有可能错向生长入远端的其他神经内膜管内，神经的错向生长及支配会造成联动、鳄鱼泪；④Ⅳ级，神经束膜中断，仅神经外膜保持连续性，但外膜内结构已严重损坏，神经束膜已经中断，此时很少有轴突能成功地功能性再生；⑤Ⅴ级，为最严重损伤，整个神经干完全断裂，两断端分离或产生间隙，增生的纤维结缔组织可以出现瘢痕条索相连，神经功能完全丧失。

　　Ⅰ级、Ⅱ级和Ⅲ级的神经损伤是由于神经受压引起，Ⅳ级神经损伤是神经束膜断裂，Ⅴ级神经损伤是神经完全断裂。在没有干预的情况下，Ⅳ级和Ⅴ级神经损伤是无法恢复的。

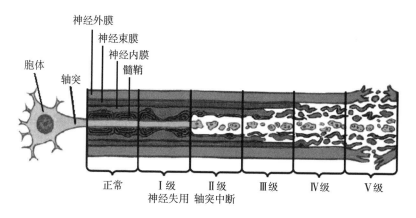

图10　神经损伤 Sunderland 病理分级

第三节　特发性面神经麻痹的症状和体征

　　绝大多数特发性面神经麻痹为一侧性。通常急性起病，一侧面部表情肌瘫痪，表现为口角㖞斜、流涎、讲话漏风，吹口哨或发笑时尤为明显。症状严重程度可于数小时至数天内达到高峰。有的患者在起病前几天有同侧耳后、耳内、乳突区或面部的轻度疼痛。体格检查时，可见患侧面部额纹消失、眼裂扩大、鼻唇沟变浅、口角下垂，面部被牵向健侧。面部肌肉运动时，因健侧面部肌肉的收缩牵引，使上述体征更为明显。患侧不能做皱眉、蹙额、闭目、露齿、鼓气和吹口哨等动作。闭目时，患侧因眼球转向上方露出角膜下缘的巩膜，称为贝尔（Bell）现象。鼓气和吹口哨时，因患侧口唇不能闭合而漏气。进食时，食物常滞留于患侧的齿颊间隙内，并常有口水自该侧淌下。泪点随下睑而外翻，使泪液不能正常吸收而致外溢。

不同部位的面神经损害会出现不同的临床症状（图11）。①面神经在茎乳孔处及以外的病变，仅表现为病灶侧面部表情肌瘫痪；②鼓索参与面神经处以上、面神经发出镫骨肌支以下节段的病变，除病灶侧面肌瘫痪外，还伴有同侧舌前 2/3 味觉减退、唾液分泌障碍；③膝状神经节以下、面神经发出镫骨肌支以上节段的病变，除病灶侧面肌瘫痪、同侧舌前 2/3 味觉减退、唾液分泌障碍之外，还出现听觉过敏、听声音过度回响；④膝状神经节病变，除有周围性面瘫、同侧舌前 2/3 味觉减退、唾液分泌障碍、听觉过敏之外，可累及泪腺、鼻腭黏膜腺体的分泌，还有患侧乳突部疼痛、耳郭和外耳道感觉减退、外耳道或鼓膜疱疹，称拉姆齐·亨特综合征，系带状疱疹病毒感染所致；⑤受损波及脑桥和膝状神经节之间，此部位相当于内听道及小脑脑桥角，在该处面神经与听神经一起行走，因此，病损时除周围性面瘫外，尚有耳鸣、听力减退和眩晕；中间神经也一起受损，可有舌前 2/3 的味觉减退及唾液和泪液分泌减少。

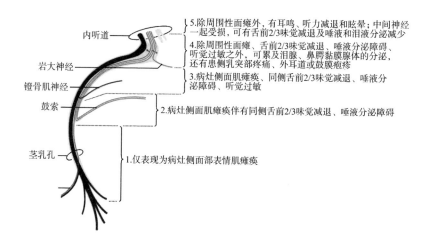

内听道

岩大神经

镫骨肌神经

鼓索

茎乳孔

5.除周围性面瘫外，有耳鸣、听力减退和眩晕；中间神经一起受损，可有舌前2/3味觉减退及唾液和泪液分泌减少

4.除周围性面瘫、舌前2/3味觉减退、唾液分泌障碍、听觉过敏之外，可累及泪腺、鼻腭黏膜腺体的分泌，还有患侧乳突部疼痛、外耳道或鼓膜疱疹

3.病灶侧面肌瘫痪、同侧舌前2/3味觉减退、唾液分泌障碍、听觉过敏

2.病灶侧面肌瘫痪伴有同侧舌前2/3味觉减退、唾液分泌障碍

1.仅表现为病灶侧面部表情肌瘫痪

图 11 不同部位面神经损害的临床症状

特发性面神经麻痹患者通常在起病后 1~2 周内开始恢复，大约80%的患者在几周及 1~2 个月内基本恢复正常。约有 1/3 的患者为部分麻痹，2/3 的患者为完全性瘫痪。在后者中，16% 的患者不能恢复。特发性面神经麻痹如果不恢复或恢复不完全，常可伴发瘫痪肌的挛缩、面肌痉挛或联带运动，成为后遗症。瘫痪肌的挛缩表现为患侧鼻唇沟加深、口角反牵向患侧、眼裂缩小。但若让患者做主动运动，如露齿时，即可发现挛缩侧的面肌并不收缩，而健侧面肌收缩止常，患侧眼裂更小。面肌痉挛为患侧面肌发生不自主的抽动。临床常见的联带运动是当患者瞬目时即发生患侧上唇轻微颤动；露齿时患侧眼睛不自主闭合（颌动瞬目综合征）；试图闭目时患侧额肌收缩；进食咀嚼时，患侧流泪（鳄鱼泪征），或出现颞部皮肤潮红、局部发热及汗液分泌等现象。这些现象可能是由病损后再生的神经纤维长入邻近的属于其他功能的神经鞘细胞膜管道中，而支配其他神经的效应器所致。

第四节 特发性面神经麻痹的理化检查

一、电生理检查

电生理检查对于贝尔麻痹的诊断和预后评估具有重要意义。常用的电生理检查有面神经电图（electroneurography，ENoG）、面肌电图（electromyography，EMG）及瞬目反射（blink reflex，BR）。

1. 面神经电图

ENoG 是经皮刺激面神经干，记录并分析健、患两侧面肌收缩时诱发的复合肌肉动作电位（CMAP），即 M 波，通过了解患侧面神经纤维变性的数量来判断神经功能损伤程度。

用表面电极做记录电极，将其置于患者同侧额肌、眼轮匝肌、口轮匝肌、降口角肌、颈阔肌处，参考电极置于鼻骨部位，地线置于下颌或手臂处，于患者茎突孔处施加刺激，引起面肌全面收缩。用表面电极记录面部表情肌收缩时的复合动作电位（CMAP）潜伏期及波幅。比较健侧和患侧的 CMAP 波幅可反映可兴奋的神经纤维数量，根据波幅损失率（EnoG 值）估计神经受损程度。测定兴奋潜伏期以判断神经传导功能（图 12、图 13）。

EnoG（%）= 1 −（患侧波幅/健侧波幅）×100%。

波幅损失率 >50% 或波幅消失；健、患侧比较 M 波潜伏期差 >0.5ms；患侧潜伏期 >3.8ms，存在其中 1 项结果即为异常。

通常情况下，面瘫后面神经电图结果出现异常会延迟到瘫痪发作后 72 小时，因为 Wallerian 变性需要大约 72 小时才能从颞骨内损伤部位扩散到茎乳孔远端面神经电图的电刺激部位。虽然面神经电图检查受到神经受损后时间的限制，但目前仍然被认为是最准确和直接的评价面神经受损程度的方法。部分贝尔麻痹的患者，临床上可以表现为完全性面瘫，但在不能确定面神经的完整性是否受到损害时，可在发病 3～14 天行 ENoG 检查，每隔 3～5 天复测，对于判断预后及是否选择手术减压具有重要意义。若 ENoG 波幅下降≥90％且 EMG 活动消失，意味着将来恢复差，可能从减压术等外科手术中获益。

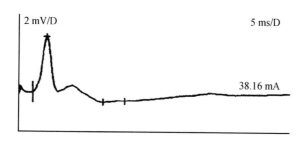

图 12 贝尔麻痹患者健侧面神经电图

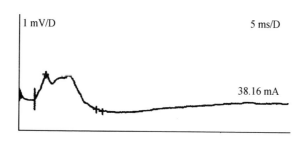

图 13 贝尔麻痹患者患侧面神经电图

注：患侧较健侧潜伏期轻度延长，波幅减低

2. 面肌电图

面肌电图（EMG）是一种记录肌肉安静和随意收缩状态下神

经－肌肉电活动的检查。根据测量方式分为针极肌电图（nEMG）和表面肌电图（sEMG）。nEMG 通过插入肌肉的针电极记录面肌的电活动，而 sEMG 则通过置于皮肤表面的电极进行记录。

（1）针极肌电图

针极肌电图是采用同芯针电极或单极针电极，依次插入额肌、颧肌、眼轮匝肌、口轮匝肌、降口角肌进行记录，观察插入电位、自发电位、运动单位电位（MUP）、联带运动。

在正常面肌中，将针电极插入肌肉时导致肌纤维去极化而产生的短暂电活动，即为插入电位。面神经损伤早期，由于肌膜周围的电位不稳定，会导致插入电位延长。相反，当肌肉萎缩或肌肉纤维化导致肌纤维数量明显减少时，插入电位减少。

正常面肌完全放松时呈静息电位线，不出现病理性的自发电活动。病理性自发电位多见于失神经支配或肌源性损伤，是面神经变性的标志，一般约在失神经支配 2 周后出现。纤颤电位（图14）是最常见的病理性自发电位，其特征为低波幅、短时程，由单个肌肉纤维产生。肌肉失神经支配的时间越长，纤颤电位的波幅越低。面瘫长期不恢复，肌肉发生萎缩、纤维化，纤颤电位消失。病理性自发电位预示神经功能可能预后不良。若神经再生，病理性自发电位于神经损伤后 3～4 周减少并消失。若面神经损伤持续存在，病理性自发电位亦持续存在。此外，不同部位面肌的 nEMG 检查价值也不同，颏肌的纤颤电位引出率最高，额肌其次，眼轮匝肌最低，若眼轮匝肌未引出纤颤电位则提示预后较好。

根据 MUP 的形态、时程、波幅、位相、募集及发放类型等特征，可以判断面神经病变的性质和病程。时程反映了一个运动单位里不同肌纤维同步化兴奋的程度。波幅的大小与针尖附近少数肌纤维的直径和同步放电有关，受针电极位置的影响，变异较大。位相反映的是同一个运动单位内肌纤维放电的同步性。正常情况下，当肌肉最大收缩时，大量 MUP 相互重叠、无法区分，称为干扰相，是正常募集现象。面神经损伤可导致正常运动单位数量减少，在大力收缩时可见单个 MUP，即募集减少或单纯相。面神经轴突受损的数目与 EMG 募集减少直接相关。当神经再生、肌肉逐渐重新获得神经支配时，纤颤电位逐渐减少，出现多相运动单位电位，即"新生"运动单位电位，然后多相波逐渐减少，正常电位增多乃至完全恢复正常。

面神经损伤 2 周内的 EMG 特征与面神经受损程度及变性的速度相关。该阶段的 EMG 表现多样，缺乏规律。因此，EMG 在面神经损伤 2~3 周后最有价值。nEMG 无法直接鉴别轴突断伤和神经断伤，但若 EMG 检测到随意 MUP，则证明面神经未完全断裂。nEMG 检测到神经恢复可先于临床体征的改变。神经再生早期，EMG 可见小波幅、长时程的多相再生电位，表明神经再支配，最早可于面神经损伤后 4~6 周出现。随着神经恢复，自主运动的募集相也会不断增加。陈旧性面神经损伤出现神经再支配时，会形成宽时限、高波幅的 MUAP，即巨大电位。低波幅和短时限电位往往见于肌源性疾病。

特发性面神经麻痹恢复期发生神经再支配，异常的面神经兴奋引起肌肉收缩可出现联带运动。面瘫后遗症与面肌痉挛均可表现为连带运动阳性。如果记录到联带运动，则表明面神经可能存在错位再支配。

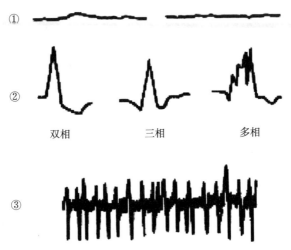

①肌肉休息时之电静息；②运动单位动作电位；③纤颤电位

图14 肌电图

EMG 测定面神经出颅后远端的传导情况时，其不能反映面神经近端的功能状态，在面神经损害尚未累及远端时，可以无异常表现。所以在贝尔麻痹早期行 EMG 检查的诊断意义不大，阳性率不高。

（2）表面肌电图

表面肌电图是一种无创的神经电生理诊断方法，是将表面电极放置在相应面肌的皮肤表面，记录肌肉活动时的动作电位。其主要用于康复领域的肌肉功能评价和疲劳判定，对于急性面神经疾病的诊断和预后评估价值有限。

3. **瞬目反射**

瞬目反射是通过刺激眶上神经，在双侧眼轮匝肌记录到的一种三叉神经－面神经反射。瞬目反射是由三叉神经（传入）、脑干（中继）、面神经（传出）共同组成的反射环路。若面神经中枢段或周围段近、远端损伤，瞬目反射均会表现为异常。

瞬目反射应用皮肤表面电极刺激并记录。刺激电极置于一侧眶上切迹（眶上神经），记录电极置于双侧眼轮匝肌下方中点处，参考电极置于眼外眦，接地电极置于上肢。刺激一侧三叉神经感觉纤维后，出现潜伏期短、波形简单的 R1 波，以及同侧长潜伏期 R2 波和对侧的长潜伏期 R2′波（图 15）。BR 反射弧（图 16、图 17）的共同传入支为三叉神经的眶上分支及三叉神经感觉根，

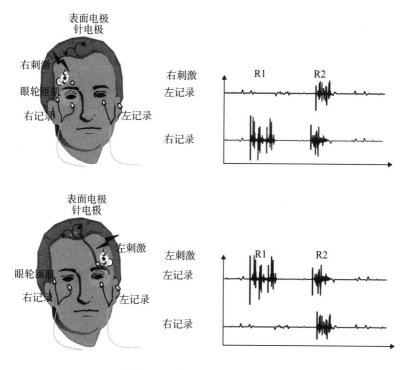

图 15　正常人瞬目反射示意图

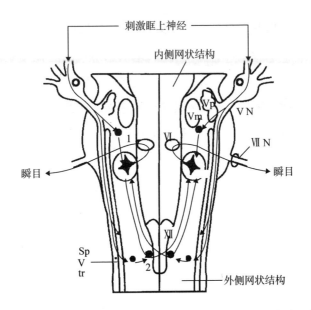

Vp：三叉神经感觉主核；Vm：三叉神经中脑核；Sp V tr：三叉神经脊束核

图 16 瞬目反射传导通路示意图一

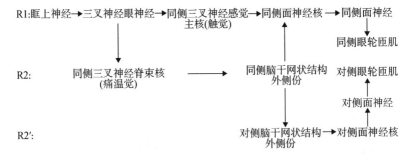

图 17 瞬目反射传导通路示意图二

共同的传出支为面神经。R1 波是一种少突触的皮肤、脑桥内的反射活动。其过程为三叉神经第一支→三叉神经脊束核→面神经核→面神经。R2、R2′波为一多突触性的反射活动，反射过程分布于延髓外侧和脑桥。其反射途径为皮肤感受器的冲动经三叉神经→三叉神经脊束核→网状结构外侧部分→同侧面神经核→同侧面神经→同侧眼轮匝肌→产生 R2；部分纤维交叉经网状结构的外侧部分→对侧面神经核→对侧面神经→产生 R2′。R1 波（早成分）的反应恒定，重复性良好，可更好地反映沿反射弧通路的传导。因此，R1 波的检测可提示该反射通路功能状态，借此可稳定地反映面神经及其核团的功能。而 R2 波的潜伏期时反映：①轴突的传导时间；②中间神经元的兴奋性；③突触传递的延搁时间。因此，R2 波（晚成分）的变异较大。

　　瞬目反射异常判断标准：R1 潜伏期≥12ms；两侧 R1 潜伏期差值≥2ms；R2′与 R2 潜伏期≥34ms；两侧 R2 潜伏期差值≥4ms；R1、R2 及对侧 R2′波形缺如或波幅降幅≥50%。符合以上任一项即为瞬目反射异常。其中所有波幅缺失为重度异常，与健侧相比潜伏期延长 3ms 以上为中度异常，波幅与健侧相比差值≥50% 或潜伏期延长 1～2ms 为轻度异常。图 18 所示为左侧贝尔麻痹患者的瞬目反射异常表现，刺激右侧时，R1、R2 潜伏时正常，但左侧 R2 延长；刺激左侧时，左侧 R1、R2 潜伏时延长，波幅低，但右侧 R2 正常。

　　在三叉神经和脑干功能正常的情况下，瞬目反射可以了解面神经全程的功能。面神经损伤时，瞬目反射表现为传出型异常。面瘫后 7～10 天内，若瞬目反射可诱发 R1，通常提示预后良好；面瘫 3 周内，瞬目反射的 R1 和 R2 缺如通常提示预后不良。

　　面神经电图主要是通过检测患侧运动单位复合电位波幅的缺失情况来衡量神经纤维变性的数量而评估面神经损伤情况。它检测的是茎乳孔以外的面神经纤维变性情况。贝尔麻痹早期面神经损伤尚局限于茎乳孔和面神经管内，远端尚未累及，故面神经电图检测难发现其病变程度。临床上也发现，贝尔麻痹早期面瘫已表现相当明显，其面神经电图检测仍未显示异常。而瞬目反射涉及面神经全程传导功能，能更好地反映贝尔麻痹早期病变尚局限在茎乳孔和面神经管内面神经损伤情况，是贝尔麻痹早期极敏感的一项检测指标。

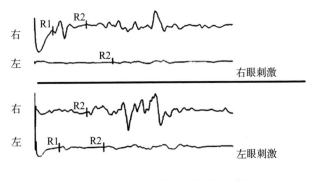

图18　左侧贝尔麻痹患者的瞬目反射图

二、影像学检查

常规情况下，对于新发的贝尔麻痹不推荐进行影像学检查。影像学检查的意义在于排除脑血管病、肿瘤、中耳炎、乳突炎、脑外伤等其他病因所致的面瘫。

（一）CT

颞骨高分辨CT（HRCT）：是采取薄层扫描及高分辨重建图像，还有多层面重组技术（MPR）、曲面重建技术（CPR）等图像后处理技术的应用，实现了从任意层面和角度进行观察，基本消除了人工伪迹。它可以清晰地显示面神经骨管及管周骨性结构，对于面神经软组织病变也有一定的辨识度，对周围性面瘫的鉴别诊断、病情评估及制订手术方案具有重要作用。

MPR 在横断面扫描的基础上，对指定组织进行不同方位的重组，从而得到冠状、矢状、斜位、曲面等方位的二维图像。常规冠状位、矢状位、斜矢状位 MPR 能较好地显示鼓室段、乳突段。双斜位可在一帧图像上同时显示迷路段、前膝部、鼓室段或鼓室段、后膝部、乳突段。MPR 要求所重建的结构位于同一平面，当颞骨内面神经走行变异较大、结构不在同一平面时，CPR 显示出优势。CPR 能在同一层面上直观显示面神经管的全程。CPR 可清晰显示先天性外耳道闭锁、面神经管异常、面神经管骨折、鼓室段骨折、乳突段骨折、迷路段骨折、胆脂瘤型中耳炎、面神经瘤、乳突段面神经管前移、颞骨骨纤维异常增殖症累及面神经管等病变。

（二）MRI

尽管 HRCT 的 MPR 及 CPR 可得到颞骨内段面神经完整形态，但反映的是面神经骨管的影像，而非真实状况。MRI 检查有良好的软组织分辨力和任意方向扫描成像等优势，是周围神经疾病的重要检查方法，也是目前临床唯一能较好显示面神经的影像技术。

MRI 增强扫描可清晰显示面神经管骨内段、迷路段、膝状神经节和鼓室段，尤其是对贝尔麻痹患者，面神经肿胀的相应改变在高分辨 CT 下是不易发现的。贝尔麻痹急性期面神经炎症充血，导致面神经增粗，对比剂渗出，磁共振图像上表现为患侧面神经明显强化。

图 19 所示左侧贝尔麻痹 MRI 的表现，图①、图②示面神经鼓室段（白箭头）较对侧增粗、迂曲，横断面呈等 T1、长 T2 信号；图③示增强横断面 T1WI 左侧面神经鼓室段（白箭头）较对侧略强化。

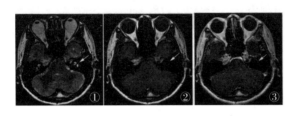

图 19　左侧贝尔麻痹 MRI

三、Schirmer 泪液分泌试验（溢泪试验）

用宽 0.5cm、长 5cm 滤纸 2 条，距离顶端 3~5mm 处折叠。将折叠好的滤纸置于下睑穹隆处（先放健侧，放入滤纸前小棉片吸尽结膜囊内储存的泪液），左右眼各 1 条，观察 3~5 分钟直至一侧湿透后，取下滤纸比较两侧泪液浸湿的长度，相差 50% 为阳性，提示膝状神经节以上面神经受损。（图 20）

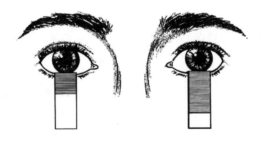

图 20　溢泪试验

四、味觉试验

小托盘内准备装有醋酸、糖、麻黄素（或奎宁）、盐溶液的小瓶，写有酸、甜、苦、咸和无味的卡片，告知患者用手指示所感味觉的卡片（对于不识字者先解释说明卡片的含义）。令患者伸舌，检查者用纱布拉住舌尖，拭去过多的唾液以免扩散至对侧。将试液用棉签沾于舌前 2/3 的味觉乳头上［测试敏感区：舌尖（甜）、舌两侧缘（酸）、舌背（咸）、舌根部（苦）］，由内向外，切勿过中线，让患者在 2~3 秒后在纸板上指出所感觉的味道的字样。按照甜味、咸味、酸味、苦味的顺序，依次测试。为了避免味觉液体在口腔内残留，在更换不同味别的试液测试前，让患者用温水充分漱口，休息 1 分钟后再进行测试。

五、镫骨肌反射试验

镫骨肌神经是面神经第一支运动传出神经，支配镫骨肌。在受外界声或其他种类刺激时，可引起中耳镫骨肌及鼓膜张肌反射性收缩，由声刺激引起的该反射活动即镫骨肌反射。临床使用声导抗测试仪测定。

镫骨肌反射的反射弧（图 21）分为同侧声反射弧及对侧声反射弧两条路径。①同侧声反射弧：声刺激经中耳到达耳蜗，耳蜗毛细胞兴奋性信号经螺旋神经节双极细胞（1 级神经元）的中枢突传到耳蜗腹核（2 级神经元），耳蜗腹核神经元轴突一部分经斜方体达同侧面神经运动核的内侧部，一部分经斜方体达同侧内上橄榄核再传至同侧面神经运动核内侧部，面神经运动核神经元的轴突形成面神经，分出镫骨肌支支配同侧镫骨肌。②对侧声反射弧：第1、2级神经元传导路径和同侧反射弧相同，同侧耳蜗腹核神经元轴突，经由同侧内上橄榄核、对侧内上橄榄核达对侧面神经运动核，再经由对侧面神经及镫骨肌支支配对侧的镫骨肌。因此，声刺激一侧耳可引起双侧耳的声反射。当面神经病变位于镫骨肌支以上时，镫骨肌声反射弧的传出途径障碍，同侧及对侧镫骨肌反射消失，而当面神经病变位于镫骨肌支以下时，同侧及对侧镫骨肌声反射弧正常，镫骨肌反射存在。

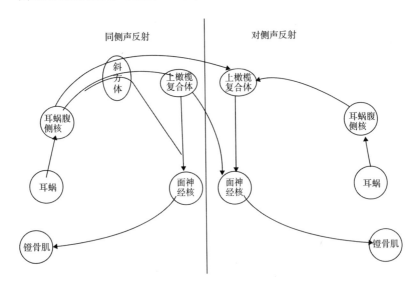

图 21 镫骨肌反射的反射弧

临床简单评测听觉过敏的方法：给患者戴上听诊器，然后敲响512Hz音叉并置于听诊器头部，若患侧耳感觉声音较健侧明显增长或刺痛，为听觉过敏。

第五节　面神经功能评定方法

面神经功能评定用于评估面瘫损伤的严重程度，目前主要的评定方法有 House-Brackmann（H-B）面瘫评定系统、Yanagihara（柳原）面瘫评定系统（YFGS）、Sunnybrook（多伦多）评定系统（SFGS）等。

一、House-Brackmann（H-B）面瘫评定系统

H-B 面瘫评定系统于 1984 年获得美国耳鼻咽喉 – 头颈外科学会面神经障碍委员会推荐，是目前使用最多的一个工具。该评定系统根据总体表现，休息时面肌紧张度，运动时前额、眼睛、嘴巴的表现，区分为Ⅰ级（正常）、Ⅱ级（轻度）、Ⅲ级（中度）、Ⅳ级（中重度）、Ⅴ级（重度）、Ⅵ级（全瘫）6 个级别。详见表 4。

表 4　H – B 面瘫评定系统

分级	观察项目
Ⅰ级（正常）	面部各部位运动功能正常
Ⅱ级（轻度功能障碍）	肉眼观：仔细检查可见轻度面肌无力，可有轻度的联带运动
	静止：双侧面部对称，肌张力正常
	运动：额，中度至较好的运动；眼，轻微用力可完全闭眼；口，轻度不对称
Ⅲ级（中度功能障碍）	肉眼观：两侧明显不同，但不是毁容性；不严重的联带运动、挛缩和（或）一侧面肌痉挛
	静止：双侧面部对称，肌张力正常
	运动：额，轻度至中度的运动；眼，用力能闭眼；口，用最大力时轻度不对称

续 表

分级	观察项目
IV级 （中度严重功能 障碍）	肉眼观：明显面肌无力，和（或）毁容性不对称
	静止：双侧面部对称，肌张力正常
	运动：额，无运动；眼，不能完全闭眼；口，用最大力量，口角明显不对称
V级 （严重功能障碍）	肉眼观：仔细检查可见微弱运动
	静止：不对称
	运动：额，无运动；眼，不能完全闭眼；口，轻微运动
VI级 （完全麻痹）	无运动

二、Yanagihara 面瘫评定系统（YFGS）

YFGS 发布于 1976 年，是一个在日本使用较广泛的评估系统，通过观察患者独立的 10 个计分项目，分别为平静时、皱额、眨眼、轻轻闭目、用力闭目、患侧闭目、皱鼻、吹口哨、露齿笑、拉下唇。每个项目按照功能分级，完全麻痹 0 分，严重功能障碍 1 分，中度功能障碍 2 分，轻度功能障碍 3 分，正常为 4 分。总分 40 分。详见表 5。

表 5 Yanagihara 面瘫评定系统

状态	评 分				
	完全麻痹	严重功能障碍	中度功能障碍	轻度功能障碍	正常
平静时	0	1	2	3	4
皱额	0	1	2	3	4
眨眼	0	1	2	3	4

续　表

状态	评　分				
	完全麻痹	严重功能障碍	中度功能障碍	轻度功能障碍	正常
轻轻闭目	0	1	2	3	4
用力闭目	0	1	2	3	4
患侧闭目	0	1	2	3	4
皱鼻	0	1	2	3	4
吹口哨	0	1	2	3	4
露齿笑	0	1	2	3	4
拉下唇	0	1	2	3	4

三、Sunnybrook 面瘫评定系统（SFGS）

SFGS 是 1996 年作为 H-B 面瘫评定系统的另一备选而提出的，是一个纳入了权重、继发性缺陷等因素的主观性评分量表，评估步骤与之前的分级系统相比略显复杂。该系统评估结果分数随着疗程进展而有所变化，精确度更高，可以更好地进行治疗前后对比，是近年来兴起的一种评估系统，相比之前的评估方法，该系统的精确度更高，更适用于观察患者的连续恢复，且较易掌握。

SFGS 包括 3 个部分（表 6、表 7、表 8）：第 1 部分是安静状态下的眼睛、鼻唇沟、嘴巴等面孔部位的对称性，满分 4 分；第 2 部分是随意肌运动（前额皱纹、闭眼、开口微笑、喊叫和噘嘴）的对称性，满分 25 分；第 3 部分是在完成上述动作时不随意肌的协同运动。

表6 Sunnybrook 评定系统（一）

	静态时与健侧比较	评分
眼（睑裂）	正常	0
	缩窄	1
	增宽	1
做过眼睑整形手术		1
颊（鼻唇沟）	正常	0
	消失	2
	不明显	1
	过于明显	1
口腔	正常	0
	口角下垂	1
	口角上提	1

总分①：静态分 = 总分（1）×5

表7 Sunnybrook 评定系统（二）

	与健侧相比随意运动的对称性				
标准表情	无运动 （完全不对称）	轻度运动	有运动但有 错乱的表情	运动接近对称	运动完全对称
抬额头	1	2	3	4	5
轻轻闭眼	1	2	3	4	5
张嘴微笑	1	2	3	4	5
耸鼻	1	2	3	4	5
唇吸吮	1	2	3	4	5

总分②：随意运动分 = 总分（2）×4

表 8　Sunnybrook 评定系统（三）

标准表情	联动分级			
	没有联动	轻度联动	明显联动但无毁容	严重毁容性联动
抬额头	0	1	2	3
轻轻闭眼	0	1	2	3
张嘴微笑	0	1	2	3
耸鼻	0	1	2	3
唇吸吮	0	1	2	3

总分③：联动分 = 总分（3）

最后得分 = 随意运动分 – 静态分 – 联动分。

以上三个评定系统均属于基于观察者视觉的主观评价。

H-B 面瘫评定系统相对简单，结果直观明了，目前仍然是世界上应用最广泛的面神经评价方法。但 H-B 面瘫评定系统对于面神经功能的变化不够敏感，正常或轻度面瘫时，观察者间稳定性较好，而对中重度面瘫评价的稳定性较差，结果也不能反映联带运动的情况。虽然 H-B 面瘫评定系统是对面部整体运动情况进行评价，但其结果主要反映面中部情况，其次是下面部，再其次是上面部。

Yanagihara 面瘫评定系统易于实施，是一种能反映不同面部肌肉情况的评价方法，对联动的发生预测较好。Sunnybrook 面瘫评定系统是应用率仅次于 H-B 的，对面神经功能的细微变化更加敏感，但二者均不能对面神经继发缺陷进行评估。

大体评价时，H-B、Sunnybrook 和 Yanagihara 面瘫评定系统具有较好的一致性；对局部进行评价时，H-B 面瘫评定系统不及后二者。

第六节　诊断及鉴别诊断

诊断主要基于病史和体格检查。面神经电生理检查对判断贝尔麻痹患者预后、手术时机的选择有很重要的价值。CT、MRI检查并非贝尔麻痹所必需，主要用于排除面神经及内听道肿瘤、中耳炎或者中耳乳突胆脂瘤等原因造成的周围性面瘫。

一、诊断

1. 急性起病，通常3天左右达到高峰。

2. 单侧周围性面瘫，伴或不伴耳后疼痛、舌前味觉减退、听觉过敏、泪液或唾液分泌异常。

3. 排除继发原因。

二、鉴别诊断

1. 拉姆齐·亨特综合征

拉姆齐·亨特综合征是带状疱疹病毒引起的多发性神经病变，表现为突发性周围性面瘫；患耳疼痛；鼓膜、外耳道、耳郭疱疹；可能有听力下降、听觉过敏、耳鸣、眩晕等。其他全身表现有发热、口唇疱疹、淋巴结肿大、霍纳综合征（Horner syndrome）、颈部皮肤感觉迟钝等。其中"面瘫、耳痛、疱疹"被视为拉姆齐·亨特综合征的三联征。与贝尔麻痹比较，拉姆齐·亨特综合征面瘫严重，预后较差。

2. 莱姆病

莱姆病（Lyme disease）是蜱媒传播的多系统受累的传染性疾病，病原体为伯氏疏螺旋体，主要表现为游走性皮肤红斑、心脏传导阻滞、关节肿胀、脑膜炎等，10% 的患者出现面神经麻痹，其中 1/4 为双侧麻痹。通过接触史、血清病原体检测及抗伯氏疏螺旋体抗体检测可以明确诊断。

3. 梅 – 罗综合征

梅 – 罗综合征（Melkersson-Rosenthal syndrome，MRS）是一种罕见的神经皮肤黏膜疾病，病因不明，可能与遗传有关，以复发性口面部肿胀、复发性面瘫和裂纹舌三联征为特征。面瘫通常是最先出现的临床表现，可能是单侧、双侧或复发性的，甚至可能因为面神经纤维化而持续存在。单侧面瘫最常见，约 2/3 最初表现为单侧面瘫的患者随后发展为双侧非同时性面瘫。约 10% 的患者出现复发性面瘫。

4. 急、慢性中耳乳突炎

急、慢性中耳乳突炎中有 2% ~ 5% 的患者可以出现面瘫，是由于炎症对神经的侵犯或肉芽对神经的压迫所致。这类面瘫起病急缓不一。根据病史、体检、听力学与影像学检查可以明确诊断。

5. 桥小脑角、颞骨、侧颅底、腮腺的良、恶性肿瘤

桥小脑角、颞骨、侧颅底、腮腺的良、恶性肿瘤可以造成面神经麻痹。若面神经麻痹表现为以下特征要高度怀疑肿瘤：①超过 3 周的进展性面神经麻痹；②6 个月内面神经功能没有恢复迹象；③出现面肌痉挛；④长时间的耳、面疼痛；⑤伴随其他颅神经功能障碍；⑥同侧的复发性面瘫；⑦个别面神经分支功能正

常。面神经肿瘤主要为神经鞘膜瘤和神经纤维瘤，二者比例为10：1，75%的患者出现面瘫，大多表现为进行性面神经麻痹，少数为突发性，此外可能伴有耳聋、耳鸣、眩晕、面肌痉挛等。听神经瘤除造成耳鸣、耳聋、眩晕外，少数患者也会出现面神经麻痹。良性腮腺肿瘤很少发生面瘫，恶性腮腺肿瘤可引起面瘫，面瘫多进展缓慢。先天性胆脂瘤、颈静脉球体瘤也会造成面瘫。以上肿瘤所致的面瘫通过影像学检查可明确诊断。

6. 外伤性面瘫（包括手术所致）

根据损伤程度和部位可能表现为即刻或延迟、完全或非完全性面神经麻痹，通过病史及影像学检查可以明确诊断。

第七节 治 疗

对贝尔麻痹，医学界目前主张综合性治疗，包括使用糖皮质激素，或糖皮质激素联合使用抗病毒药物等。对于是否进行外科手术治疗，仍有一定争议。

一、内科治疗

（一）类固醇激素治疗

激素治疗是贝尔麻痹早期治疗的核心。2004年美国神经病学会（AAN）发布的指南认为，早期、足量的类固醇激素治疗对改善贝尔麻痹患者的面肌功能是安全且作用显著的，可明显缩短疗程，减少并发症，是A级推荐。2013年美国及2014年加拿大发布的贝尔麻痹临床诊疗指南推荐应在发病早期应用且不单独应用激素治疗，前者认为激素用药时间窗为发病 72 小时内最佳，后者把治疗时间窗缩短至 48 小时内。临床上对治疗时机尚有争议，但可以肯定的是发病早期用药对治疗效果有决定性作用。

使用类固醇激素，静脉用药效果优于口服。常见的使用方法：泼尼松 1mg/kg，不超过 70mg/d，总疗程 10 天，初始剂量维持 6 天，后 4 天的剂量根据初始剂量逐渐递减直至停药；或使用相当剂量的其他激素。类固醇激素应用的禁忌证：消化性溃疡、活动性结核、癫痫、重症高血压、未控制的糖尿病、妊娠、骨质疏松、急性感染、真菌感染等。

（二）抗病毒药物治疗

阿昔洛韦、泛昔洛韦、伐昔洛韦等常用抗病毒药物单用治疗对贝尔麻痹的效果不确切。三者的药理作用亦有区别：阿昔洛韦虽临床较常用，但口服生物利用度较低；泛昔洛韦口服生物利用度较高，药物在胞内半衰期长；伐昔洛韦生物利用度更高。

2013 年美国贝尔麻痹临床诊疗指南没有推荐抗病毒治疗，是基于临床研究中，使用抗病毒药物的患者与安慰剂患者相比，没有证实有显著改善。联合使用抗病毒药物和类固醇激素治疗的患者预后也并不优于单独使用类固醇激素。对于使用类固醇激素治疗时加用抗病毒药物可能改善面神经功能预后，是 C 级推荐。

对于有类固醇激素禁忌证，应用受限的患者，是可以选择抗病毒药物治疗的。

与激素联用时，抗病毒药物治疗常见的使用方法：阿昔洛韦

1000mg/d，连用 5 天至 2400mg/d，连用 10 天不等。

（三）神经营养治疗

B 族维生素类药物对周围性神经功能恢复有益，可以服用，如维生素 B_1 或甲钴胺等。

（四）血管扩张剂、改善微循环制剂

血管扩张剂、改善微循环制剂可能有一定的作用，但缺乏临床证据。

（五）眼部保护

由于贝尔麻痹患者有的眼睑不能闭合、瞬目无力、泪液分泌减少、夜间角膜暴露，容易引发眼睛暴露性炎症甚至角膜溃疡。建议选用人工泪液，睡前涂用眼药膏，可合理使用眼罩保护。

（六）神经康复治疗

对于急性期面瘫，国外文献不主张早期康复治疗，对于面瘫持续存在、治疗效果欠佳的患者，可以开展面部肌肉康复治疗，但不赞成电刺激神经治疗。

二、外科治疗

1932 年，Ballance 等提出了面神经减压手术治疗贝尔麻痹的方法，但外科手术治疗的适应证、如何选择手术时机及疗效仍一直存在争议。2013 年，美国耳鼻咽喉科学院临床实践指导委员会对于面神经减压治疗贝尔麻痹的方法既没有推荐也没有反对。

如果面神经损伤后 2 周之内神经变性超过 90%，面神经减压

术可以改善预后，提高面神经功能。关于手术方式，目前国际上流行经中颅窝入路或联合乳突入路的全程面神经减压术，而国内选择最多的是经乳突 – 上鼓室入路。

三、综合性治疗的建议

尽早应用糖皮质激素治疗，可以加用抗病毒药物。如果治疗1周面瘫无改善，或者逐渐发展为面神经全瘫者，及时进行面神经电图检查。如果在发病后2周，面神经的变性超过90%，或在3周时面神经变性超过95%，可以考虑实施面神经减压手术。

第八节　护　理

一、心理护理

告知患者本病的预后大多良好，增强其战胜疾病的信心，指导克服急躁情绪和害羞心理，正确对待疾病，积极配合治疗。

二、生活护理

1. 保暖防寒

急性期注意休息，防风、防寒，特别是患侧茎乳孔周围应加以保护。

2. 饮食护理

饮食宜清淡，保证营养需求，避免粗糙、干硬、辛辣食物，严重者给予流质饮食。

3. 口腔护理

保持口腔清洁，饭后及时漱口，清除患侧口腔滞留食物。

4. 眼部护理

对眼睑不能闭合者，予以眼罩、眼镜及眼药等保护，以防感染。

5. 修饰指导

外出时可戴帽子、口罩，系围巾或使用其他改善自身形象的恰当修饰。

三、功能训练

指导患者尽早开始面肌的主动与被动运动。进行面肌功能训练，做皱眉、蹙额、闭眼、露齿、鼓腮和吹口哨等动作，每日数次，每次5~15分钟，并辅以面肌按摩，以促进早日康复。

1. 抬眉训练

抬眉动作的完成主要依靠枕额肌额腹的运动。嘱患者上提健侧与患侧的眉目，有助于抬眉运动功能的恢复。用力抬眉，呈惊恐状。每次抬眉10~20次，每日2~3次。

2. 闭眼训练

闭眼的功能主要依靠眼轮匝肌的运动收缩完成。训练闭眼时，嘱患者开始时轻轻地闭眼，两眼同时闭合10~20次，如不能完全闭合眼睑，露白时可用食指的指腹沿着眶下缘轻轻地按摩1次，然后再用力闭眼10次，有助于眼睑闭合功能的恢复。

3. 耸鼻训练

耸鼻运动主要靠提上唇肌及压鼻肌的运动收缩来完成。耸鼻训练可促进压鼻肌、提上唇肌的运动功能恢复。

4. 示齿训练

示齿动作主要靠颧大肌、颧小肌、提口角肌及笑肌的收缩来完成。嘱患者口角向两侧同时运动，避免只向一侧用力练成一种习惯性的口角偏斜运动。

5. 努嘴训练

努嘴主要靠口轮匝肌收缩来完成。进行努嘴训练时，用力收缩口唇并向前努嘴，努嘴时要用力。口轮匝肌恢复后，患者能够鼓腮，刷牙漏水或进食流口水的症状随之消失。训练努嘴的同时训练了提上唇肌、下唇方肌及颏肌的运动功能。

6. 鼓腮训练

鼓腮训练有助于口轮匝肌及颊肌运动功能的恢复。鼓腮漏气时，用手上下捏住患侧口轮匝肌进行鼓腮训练。患者能够进行鼓腮运动，说明口轮匝肌及颊肌的运动功能可恢复正常，刷牙漏水、流口水及食滞症状消失。此方法有助于防治上唇方肌挛缩。

第三章　拉姆齐·亨特综合征

1907 年 Ramsay Hunt（拉姆齐·亨特）首先描述了此病，故命名为 Ramsay Hunt 综合征，表现为耳痛、耳部疱疹及周围性面瘫。本病发病率为 2～5/10 万，占急性面神经麻痹的 4.5%～12%，居第二位。

第一节　拉姆齐·亨特综合征的病因

拉姆齐·亨特综合征是由水痘 - 带状疱疹病毒（varicella zoster virus，VZV）感染所致，感染面神经的部位主要发生在膝状神经节。

VZV 为亲神经性病毒，主要侵犯和潜伏在脊神经后根、神经节的神经细胞或颅神经的感觉神经节的神经细胞内。它是一种 DNA 病毒。VZV 可经飞沫和（或）接触传播，原发感染通常发生在儿童时期并导致水痘。残余的 VZV 可沿感觉神经轴突逆行，或经感染的 T 细胞与神经元细胞融合，转移到脊髓后根神经节或颅神经节内并终生潜伏，当机体抵抗力降低时，VZV 特异性细胞免疫下降，潜伏的病毒被激活，病毒沿感觉神经轴索下行到达该神经所支配的皮肤细胞内增殖，导致皮肤、黏膜出现沿神经分布的簇状疱疹及相关神经麻痹症状。

拉姆齐·亨特综合征的病因是面神经膝状神经节中潜伏的 VZV 重新激活，导致神经炎和神经麻痹。

第二节　拉姆齐·亨特综合征的病理

VZV 感染导致面神经水肿、变性等，病毒性脱髓鞘病变导致面神经兴奋性传导障碍，如果神经变性坏死后则出现永久性面神经功能障碍。

第三节　拉姆齐·亨特综合征的症状和体征

本病典型的临床表现为周围性面瘫伴耳部疱疹出现。发病初期时有剧烈耳痛，然后耳甲腔、外耳道、耳周，甚至面部出现水疱疹，进而局部皮肤充血、肿胀、糜烂及水疱，有时疱疹波及鼓膜。大多数患者疱疹出现在面瘫之前，少数亦可出现在面瘫之后，个别情况下，两者可以相隔 1 周或 1 周以上。

面瘫初期常为非完全性面神经麻痹，此后逐渐加重而成完全性面瘫，大多在 1 周内达高峰，也有开始时即为完全性面瘫，多伴有味觉减退及腺体分泌障碍。部分患者出现恶心、呕吐、耳聋、眩晕及眼球震颤等第Ⅷ对颅神经受累症状；极少数患者还有第Ⅴ、Ⅵ、Ⅸ、Ⅹ、Ⅺ和Ⅻ对颅神经受累的症状和体征。不明原因的外周性面瘫合并同侧听力下降或内耳功能障碍，即使无耳部疱疹，也应考虑是不典型拉姆齐·亨特综合征。

不典型拉姆齐·亨特综合征的临床表现：①其他部位出现的疱疹，如会厌、颊黏膜、杓状会厌襞、结膜、面部、颈部等；②咽痛、饮水呛咳、构音不清、声音嘶哑、吞咽困难；③剧烈头痛、意识障碍、共济失调；④血压升高、心动过缓、心房颤动、顽固性呃逆、上消化道出血等。

由 VZV 引起面部麻痹的自发缓解仅在少数病例中发生，如果没有相应的治疗，只有 20% 达到完全恢复。

第四节　拉姆齐·亨特综合征的理化检查

一、实验室检查

1. 血常规可见白细胞计数偏高或正常，淋巴细胞计数增多。

2. 脑脊液可见淋巴细胞增多，蛋白轻度至中度升高。

3. 疱底刮取物涂片可见多核巨细胞、核内包涵体。

4. 一般出疹时即可检出血清水痘－带状疱疹病毒抗体，1～4天出现，2～6周达高峰，水痘－带状疱疹病毒特异性抗体 IgG 滴度升高 4 倍或以上时有诊断价值。

5. 聚合酶链式反应（PCR）检测可在疱疹液、中耳液、血单核细胞中检出水痘－带状疱疹病毒核酸。

二、影像学检查

MRI 检查：拉姆齐·亨特综合征患者的平扫多未见面神经形态及信号异常，增强扫描多有患侧面神经的异常强化（患侧和健侧均可强化，但是患侧强化更明显）。Gd-DTPA（钆喷替酸葡甲胺）增强 MRI 对于拉姆齐·亨特综合征具敏感性和特异性。

三、其他检查

电生理检查参考特发性面神经麻痹章节。听力测定及前庭功能检查中大部分病例可出现高频听力损害较重的感音性耳聋。

第五节　拉姆齐·亨特综合征的诊断及鉴别诊断

一、诊断

根据"周围性面瘫、耳部疱疹和耳痛"三联征和（或）耳蜗前庭及其他颅神经症状与体征，诊断不难确立。其中疱疹是主要的诊断依据，血清水痘 – 带状疱疹病毒抗体阳性可协助诊断。

二、鉴别诊断

本病主要应与贝尔麻痹鉴别，后者无疱疹、前庭及耳蜗症状，在排除了引起周围性面瘫的其他疾病如中耳炎、外伤、听神经瘤、腮腺疾病之后，才能确立贝尔麻痹的诊断。如果患者症状不典型，如当时没有疱疹，或疱疹不在耳周而在其他部位（如鼓膜、扁桃体、软腭等）出现，或首先出现其他颅神经损害的症状，则给诊断造成困难，容易造成误诊，如误诊为三叉神经痛、面神经炎、神经性耳鸣等。有研究者发现，半数患者不出现疱疹或延期出现，而仅出现疱疹前神经痛（皮肤疼痛、感觉迟钝）临床症状，故提出把将皮肤神经痛作为主要的诊断依据可以提高诊断的敏感性，减少误诊率。如拉姆齐·亨特综合征合并多颅神经损害，还需与其他多颅神经损害疾病相鉴别。

第六节　治　疗

一、内科治疗

联合使用类固醇激素及抗病毒药物比单独使用类固醇激素恢复效果更好。

（一）抗病毒药物治疗

应在发病后 24 ~ 72 小时内开始使用，以获得最佳治疗效果。目前批准使用的系统抗病毒药物包括阿昔洛韦、伐昔洛韦、泛昔洛韦、溴夫定和膦甲酸钠。

阿昔洛韦既能口服又能静脉滴注给药。给药方法：每次口服 400 ~ 800mg，5 次/天，服用 7 天；静脉滴注每次 5 ~ 10mg/kg，每 8 小时 1 次，疗程 7 天。在给药期间应给予患者充足的水，预防阿昔洛韦在肾小管内沉淀，对肾功能造成损害。

伐昔洛韦是阿昔洛韦的前体药物，口服吸收快，并在胃肠道和肝脏内迅速转化为阿昔洛韦，其生物利用度是阿昔洛韦的 3 ~ 5 倍。用法：每次口服 300 ~ 1000mg，3 次/天，服用 7 天。

肾功能不全患者，要相应下调使用剂量。肾功能持续下降者，应立即停用阿昔洛韦、伐昔洛韦，改用泛昔洛韦或其他抗病毒药物继续治疗。

泛昔洛韦是喷昔洛韦的前体药物，口服后迅速转化为喷昔洛韦，在细胞内维持较长的半衰期。作用机制同阿昔洛韦，生物利用度高于阿昔洛韦，给药频率和剂量低于阿昔洛韦。用法：每次口服 250～500mg，3 次/天，服用 7 天。

溴夫定的抗病毒作用具有高度选择性，抑制病毒复制的过程只在病毒感染的细胞中进行。用法：口服 125mg/d，1 次/天，服用 7 天。

膦甲酸钠是通过非竞争性方式阻断病毒 DNA 聚合酶的膦酸盐结合部位，防止 DNA 病毒链的延伸。用法：静脉滴注，每次 40mg/kg，每 8 小时 1 次。

抗病毒药物用药时间 7～10 天或当疱疹结痂不再出现新的囊泡时，可以停止抗病毒治疗。如果在治疗期间维持囊泡形成超过 7 天，则应重新评估诊断，病毒可能产生了耐药性。

（二）类固醇激素治疗

在没有系统性抗病毒治疗时不推荐单独使用类固醇激素。

皮质类固醇激素具有抗炎作用，可以稳定溶酶体膜，增加肥大细胞颗粒的稳定性，抑制致炎物质的释放，从而减轻血管舒张，降低毛细血管通透性，减少炎性浸润性组织反应。故早期应用激素可减轻水肿和脱髓鞘，防止出现轴索变性，利于改善症状，促进面瘫恢复，并可以防止或减轻后遗联带运动等。

排除使用激素禁忌证，可连续口服泼尼松 1mg/（kg·d），连用 5 天，此后递减，总疗程 10 天。

（三）镇痛治疗

对于轻中度疼痛，考虑用对乙酰氨基酚、非甾体抗炎药或盐酸曲马多；中重度疼痛使用阿片类药物，如吗啡或盐酸羟考酮，或治疗神经病理性疼痛的药物，如钙离子通道调节剂加巴喷丁、普瑞巴林等。带状疱疹期间重度急性疼痛是发生疱疹后神经痛的危险因素，联合钙离子通道调节剂不仅能有效缓解疼痛，而且能减少疱疹后神经痛的发生。研究显示，早期使用普瑞巴林可显著降低带状疱疹期疼痛评分，尤其在疱疹发生 7 天内使用，能显著降低疱疹后神经痛发生率。老年带状疱疹患者的疼痛更常见且为重度，严重影响生活，如发生焦虑、睡眠障碍、无法正常工作或生活。研究显示，普瑞巴林联合盐酸羟考酮不仅能进一步降低疱疹后神经痛的发生率，还可改善患者日常活动与睡眠，提高生活质量。

（四）外用药物治疗

外用药物以干燥、消炎为主。疱疹未破时可外用炉甘石洗剂、阿昔洛韦乳膏或喷昔洛韦乳膏；疱疹破溃后可酌情用 3% 硼酸溶液或 1∶5000 呋喃西林溶液湿敷，或外用 0.5% 新霉素软膏或 2% 莫匹罗星软膏等。累及眼部的可外用 3% 阿昔洛韦眼膏、碘苷滴眼液。

其他内科治疗参考特发性面神经麻痹章节。

二、外科治疗

如果病后 2~3 周面神经电图提示面神经变性 >90%，应行面神经减压术，但面神经减压后面神经功能恢复的程度低于贝尔麻痹。

第七节　护　理

基本护理内容参考特发性面神经麻痹章节，结合本病特点还要注意以下措施。

一、疼痛护理

及时做好患者疼痛的观察和护理。解释疼痛的原因与诱因，告知患者治疗的方法及疾病恢复需要一定时间，不要急于求成，以减轻顾虑。遵医嘱给予止痛药，解释药物的作用与用法，帮助患者正确服用。

二、皮肤护理

保持局部皮肤清洁干燥，不要抓挠，避免感染。为防止水疱被挤破，可取健侧卧位。如水疱已破，有糜烂面时，外涂药膏，消毒纱布包扎。

三、并发症的观察及护理

本病病毒主要侵犯面神经，但也常累及其他颅神经，还可侵犯脑膜、脑及脊髓。密切注意患者意识、瞳孔、精神症状、头痛、头昏、恶心、呕吐、吞咽困难、进食呛咳、声音嘶哑、心律、血压等情况；进食宜缓慢，明显呛咳时宜鼻饲流质，防误吸而继发感染；面瘫未恢复患者因咀嚼障碍、口唇闭合不全，进食宜缓慢。

第八节 预 防

一、疫苗接种

提高 50 岁及以上易感人群的抵抗力是重要的基础预防措施。带状疱疹疫苗通过增强人体细胞免疫应答功能，可以有效地减少带状疱疹及带状疱疹后遗神经痛的发生率。疫苗适用于 50 岁以上免疫功能正常人群。

二、抗病毒药物

低剂量阿昔洛韦预防用药，可能降低 HIV 感染、器官移植、长期服用免疫抑制剂人群的带状疱疹发病率。

三、隔离

水痘－带状疱疹病毒可经飞沫和（或）接触传播，对带状疱疹患者应采取接触隔离措施，免疫功能低下的播散性带状疱疹患者还应采取呼吸道隔离措施直至皮损结痂。

下篇

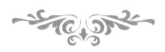

面瘫的中医诊疗

第四章　面瘫的中医理论基础

第一节　面瘫的中医古代文献论述

面瘫在中医学又称"卒口僻""口㖞""吊线风"等，相当于西医学周围性面瘫范畴，主要症状为口眼㖞斜。

中医学古代最早记载面瘫的文献是《黄帝内经》。《灵枢·经筋》中载："足阳明之筋……其病……卒口僻，急者目不合，热则筋纵，目不开。颊筋有寒，则急引颊移口，有热则筋弛纵缓不胜收，故僻。治之以马膏，膏其急者，以白酒和桂以涂其缓者，以桑钩钩之，即以生桑灰置之坎中，高下以坐等，以膏熨急颊，且饮美酒，啖美炙肉，不饮酒者自强也，为之三拊而已。"意思是说：足阳明经筋的病证……突然出现口角㖞斜，拘急的一方，眼不能闭合，如有热则筋弛纵，而眼不能开；颊部的筋有寒则拘急，牵引颊部使口角移动，有热则筋弛纵而不能收束，所以口角就会㖞斜。治疗方法是采用马膏，贴在拘急的一侧，用白酒调肉桂末，涂在松弛的一侧，并用桑钩钩于口角，另用桑柴的炭火，置于小壶中，高低位置以患者坐着可得到暖气为准。一面用马膏熨于拘急一侧的颊部，同时喝美酒吃烤肉，不能喝酒的人，也要勉强喝一些，并在患处再三拊摩，这样病就能愈。这段文字较为详细地描述了周围性面瘫的病位、病因病机、临床表现及治疗方法。

从《黄帝内经》开始，一直到明清时期，历代医家对周围性面瘫的病因病机、临床表现、治疗方法多有论述。

一、病因病机

在周围性面瘫的病因方面，主要有内因致病说、外因致病说和内外因致病说等。大多数医家认为，周围性面瘫是由内因、外因综合作用的结果。《金匮要略·中风历节病脉证并治第五》载："脉络空虚，贼邪不泻，或左或右，邪气反缓，正气即急，正气引邪，㖞僻不遂。"认为脉络空虚是其内因，贼邪侵袭是其外因，两者相互作用，发为本病。又如《诸病源候论·妇人杂病诸候·偏风口㖞候》云："偏风口㖞，是体虚受风，风入于夹口之筋也。足阳明之筋上夹于口，其筋偏虚，而风因乘之，使其经筋偏急不调，故令口㖞僻也。"指出是素体虚弱，正气不足，脉络空虚，卫外不固，外邪侵袭面部经筋，气血运行失调，经筋拘急，发为面瘫。在论述面瘫病机方面，有感受风、寒、热邪及血虚不荣之说。如《圣济总录·卷第六·诸风门·风口》载："足阳明……手太阳……二经俱受风寒气，筋急引颊，令人㖞僻。"《景岳全书·非风》说："凡非风口眼㖞斜，有寒热之辨。"《医林改错·口眼㖞斜辨》云："若壮盛人，无半身不遂，忽然口眼㖞斜，乃受风邪阻滞经络之症。经络为风邪阻滞，气必不上达，气不上达头面，亦能病口眼㖞斜。"《类证治裁·卷之一·中风论治》云："口眼㖞僻，因血液衰涸，不能荣润筋脉。"

二、临床表现

对面瘫的临床表现，古代医家多以"口眼㖞斜"为主症。如《灵枢·经筋》称"卒口僻"；《金匮要略》称"㖞僻不遂"；《诸病源候论》称"口㖞僻"。但在宋元之前，医家多将"中风口㖞"（中枢性面瘫）和"口眼㖞斜"（周围性面瘫）混为一谈。宋元之后，医家通过长期、大量的临床实践，将二者区分开来。《儒门事亲·卷二·证口眼㖞斜是经非窍辨十八》载："口眼㖞斜者，俗工多与中风掉眩证一概治之……盖知窍而不知经，知经而不知气故也。"论述了单纯口眼㖞斜的周围性面瘫与中风病是不一样的，其当从经、从窍论理，而中风则当从脏思考。《医学纲目·卷之十·肝胆部·口眼㖞斜》中提道："凡半身不遂者，必口眼㖞斜，亦有无半身不遂之症而㖞斜者。"也将单纯口眼㖞斜而不伴偏瘫的口僻与中风区别开来。

三、治疗方法

古代医家治疗面瘫的方法主要有中药、针灸及其他外治法等。

面瘫的口服中药治疗记载繁多，与中风混治居多，亦有单独论治面瘫方药。《备急千金要方·卷第八·诸风》载有小续命汤治"眼睏动，口唇偏㖞"。《外台秘要方·卷第十四·风口㖞方九首》载有深师续命汤、千金附子散等口服方药。《杨氏家藏方·卷第一·诸风上》载牵正散。《证治准绳·诸风门》治用清阳汤、秦艽升麻汤。《杂病源流犀烛·卷十二·六淫门》载治中风方九

十二、疏风饮治口眼㖞斜。《医林改错·瘫痿论》载补阳还五汤治症之中有口眼歪斜。《类证治裁·卷之一·中风论治》载"口目为僻，宜润燥以息风。大秦艽汤，或十全大补汤尤妥"。

古代文献中关于针灸治疗面瘫的内容主要集中在一些针灸专著中。如《针灸甲乙经》中记载针刺治疗面瘫的腧穴有完骨、颧髎、龈交、下关、巨髎、水沟、外关、承泣、四白、大迎、翳风、太渊、偏历、迎香、禾髎15个穴位。《针灸资生经·口眼㖞》在《针灸甲乙经》大部分用穴的基础上又增加了上关、颧骨、强间、风池、颊车、承光、通天、列缺、承浆、地仓、行间、通谷、温溜、二间、内庭、冲阳、听会等穴位。《神应经》《针灸大全》《针灸聚英·百症赋》等增加有合谷、丝竹空、十宣、瞳子髎、太冲等穴。中医古籍中涉及针刺治疗面瘫的穴位有80多个，与现代临床所选用的穴位基本一致。穴位配伍多采用局部近取为主、循经远取为辅的方法。刺法有焠刺（火针）、透刺、毛刺、浮刺、远道刺等。灸法有艾条灸、小艾炷灸、苇管灸等。

其他外治法有涂敷法、点敷局部法、按摩局部法、熨贴局部法、钩挂局部法、搐鼻法及含化法等，通过使用中药、按摩、熨贴、钩提、搐鼻、含化等不同形式的疗法对患侧局部、患侧穴位及远部经络循行部位进行刺激，以激发经气，调节经络气血，达到祛邪散寒、温经通络的目的。如《灵枢·经筋》载："卒口僻……治之以马膏，膏其急者；以白酒和桂以涂其缓者，以桑钩钩之……以膏熨急颊。"《肘后备急方·治中风诸急方》中载："又方，取空青末，着口中，入咽即愈。"此为空青末含化法。"又方，牡蛎、矾石、附子、灶中黄土分等。捣末，以三岁雄鸡冠血和敷，急上。"为中药和鸡冠血涂敷法。"又方，鳖甲、乌头涂之。"为中药涂敷法。《太平圣惠方·治中风口眼㖞斜诸方》载："以栝蒌绞取汁，和大麦面，和作饼子，炙令热，熨正便止。"此为用瓜蒌大麦面饼熨贴法。《圣济总录·卷第六·风口㖞》记载了多种治疗口眼㖞斜的方法，有中药涂敷圣散子方、鸡血涂方、石灰涂方、皂荚摩膏方、蜘蛛摩方、衣中白鱼摩方，一字散方中药搐鼻，蓖麻油、巴豆油点敷局部，追风丸方手心涂敷等。《普济方·卷九十二·诸风门·风口眼㖞斜》记载了蒜泥涂敷法、鳝鱼血涂敷法、肉桂熨贴法。

第二节　面瘫的中医病因病机

一、风邪外袭

中医学认为本病多由于机体正气不足，络脉空虚，风邪乘虚入中头面脉络，使颜面一侧营卫不和，气血痹阻，经脉失养，肌肉迟缓不收而发病。病初起以风邪为主，风为百病之长，易与寒、热、湿邪兼夹。

二、湿热上炎

因肝经郁积湿热，或脾经湿邪郁久化热内蕴，复受外邪侵袭，二邪相搏，阻隔经络，致气血失常而发。

三、风痰阻络

中期病邪深入，与痰湿相杂，风痰互结，流窜经络；或素体亏虚，痰饮内伏，肝风内动，上扰头面，均可成抽搐、挛缩风动之象。

四、气虚血瘀

若素体气虚或久治不愈，正气耗伤，气虚血瘀，颜面失于气血濡养则难以恢复。

本病常虚实兼夹。

第五章　面瘫的中药治疗

第一节　面瘫治疗的常用中药

一、解表类

1. 麻黄

性味归经：辛、微苦，温。归肺、膀胱经。

功效：发汗解表，宣肺平喘，利水消肿。

现代药理：麻黄含有多种生物碱（主要为麻黄碱、伪麻黄碱）和少量挥发油。麻黄碱对汗腺有显著兴奋作用，麻黄挥发油也有发汗作用，可通过发汗而解热，还有镇咳、祛痰作用。麻黄碱和伪麻黄碱均有缓解支气管平滑肌痉挛的作用。麻黄碱能兴奋心脏，扩张冠状动脉及脑和肌肉的血管，收缩皮肤、黏膜血管，升高血压，对中枢神经系统也有兴奋作用。麻黄煎剂对金黄色葡萄球菌、链球菌、伤寒杆菌、大肠杆菌、炭疽杆菌、白喉杆菌、绿脓杆菌、痢疾杆菌等有抑制作用。挥发油可抑制流感病毒、脊髓灰质炎病毒、埃可病毒。伪麻黄碱有抗炎、抗过敏作用，并能抑制过敏介质的释放。

用法用量：煎服，3~10g。

2. 桂枝

性味归经：辛、甘，温。归心、肺、膀胱经。

功效：发汗解表，温经通阳。

现代药理：桂枝含挥发油，油中主要成分为桂皮醛、桂皮酸及少量乙酸肉桂酯、乙酸苯丙酯。桂枝能刺激汗腺分泌，扩张皮肤血管，有解热发汗作用，通过对抗体内炎性介质的释放、毛细血管通透性增加、渗出、水肿及肉芽组织增生等，起到抗炎作用。其对流感病毒和多种细菌有抑制作用，还有镇静、镇痛、缓解平滑肌痉挛、抗惊厥、利尿、抗过敏、祛痰、扩张冠状动脉和外周血管等作用。

用法用量：煎服，5～10g。

3. 紫苏叶

性味归经：辛，温。归肺、脾经。

功效：解表散寒，行气宽中。

现代药理：紫苏叶含挥发油，其中主要为紫苏醛、柠檬烯及少量 α-蒎烯等，能扩张皮肤血管，刺激汗腺分泌，发汗而解热；能减少支气管分泌物，缓解支气管平滑肌痉挛，祛痰平喘，镇咳；能促进消化液分泌，增强肠蠕动。其对大肠杆菌、痢疾杆菌、葡萄球菌均有抑制作用，还有镇静、镇痛、抗病毒、抗炎、抗过敏、护肝等作用。

用法用量：煎服，5～10g，不宜久煎。

4. 荆芥

性味归经：辛，微温。归肺、肝经。

功效：祛风解表，透疹消疮，止痒，止血。

现代药理：荆芥含挥发油，主要成分为右旋薄荷酮、消旋薄荷酮和少量右旋柠檬烯等。荆芥水煎剂可增强皮肤血液循环，增加汗腺分泌，有微弱解热作用，对金黄色葡萄球菌、白喉杆菌、伤寒杆菌、痢疾杆菌、绿脓杆菌、人型结核杆菌和流感病毒均有一定的抑制作用。其还有抗炎、解热、镇痛、祛痰、平喘等作用。

用法用量：煎服，5～10g，不宜久煎。

5. 防风

性味归经：辛、甘，温。归膀胱、肝、脾经。

功效：发散解表，胜湿止痛，祛风解痉。

现代药理：防风的主要成分为挥发油和香豆素类，此外还有色原酮类、聚炔类、多糖类物质及 β-谷甾醇、胡萝卜苷、甘露醇、蔗糖等。防风水煎剂对痢疾杆菌、溶血性链球菌、绿脓杆菌、金黄色葡萄球菌、流感病毒等有抑制作用，有抗菌、抗病毒、解热、镇痛、抗炎、抗过敏、抗惊厥、增强巨噬细胞吞噬功能、提高非特异性免疫能力等作用。防风能抑制阵挛性收缩疼痛，对寒冷引起的血管、肌肉收缩疼痛有较好的抑制作用。

用法用量：煎服，3～10g。

6. 白芷

性味归经：辛，温。归肺、大肠、胃经。

功效：散风除湿，通窍止痛，消肿排脓。

现代药理：白芷主要含挥发油和欧前胡素、白当归素等香豆素类化合物，另含白芷毒素、花椒毒素、甾醇、硬脂酸等。其有解热、镇痛、解痉、抗炎、抗菌、光敏作用等，对大肠杆菌、痢疾杆菌、伤寒杆菌、绿脓杆菌、变形杆菌有抑制作用。

用法用量：煎服，3～10g。

7 羌活

性味归经：辛、苦，温。归膀胱、肾经。

功效：散寒解表，胜湿止痛。

现代药理：羌活主要含挥发油蒎烯、柠檬烯和呋喃香豆素类成分，还有氨基酸、有机酸、糖类、甾醇等。其对皮肤真菌、痢疾杆菌、大肠杆菌、伤寒杆菌、绿脓杆菌、布氏杆菌有抑制作用，还有解热、镇痛、抗炎、抗过敏、抗心律失常、抗心肌缺血、抗休克、扩张脑血管、抗脂质过氧化等作用。

用法用量：煎服，3～10g。

8. 柴胡

性味归经：苦、辛，微寒。归肝、胆经。

功效：解表退热，疏肝解郁，升举阳气。

现代药理：柴胡含柴胡皂苷、挥发油及甾醇类化合物，对中枢神经有抑制作用，可抗惊厥、镇静、镇痛、解热、镇咳。其有明显的抗炎作用，可抗渗出和抗肉芽肿，对许多炎症过程（包括渗出、毛细血管通透性、炎症介质的释放、白细胞游走和结缔组织等）都有影响，其抗炎强度与泼尼松龙相似。抗炎作用机理是直接刺激肾上腺皮质，使内源性糖皮质激素分泌增加和提高糖皮质激素受体的亲和力，进而增强糖皮质激素的抗炎作用。柴胡还能促进细胞及体液免疫。体外实验证明，柴胡对溶血性链球菌、金黄色葡萄球菌、霍乱弧菌、结核杆菌、流感病毒、肝炎病毒、钩端螺旋体及牛痘病毒有抑制作用，还有保肝利胆、抗消化道溃疡、抗肿瘤、促进蛋白质合成、抗变态反应等作用。

用法用量：煎服，3～10g。

9. 薄荷

性味归经：辛，凉。归肺、肝经。

功效：疏散风热，清利头目，利咽透疹，疏肝解郁。

现代药理：薄荷含挥发油，挥发油中主要成分为薄荷醇、薄荷酮、薄荷脑、薄荷酯等。薄荷油兴奋中枢神经系统，使皮肤毛细血管扩张，促进汗腺分泌，增加散热，从而起到发汗解热作用。薄荷油能抑制胃肠平滑肌收缩，能对抗乙酰胆碱而呈现解痉作用。薄荷醇等多种成分有明显的利胆作用。薄荷脑有抗刺激作用，可使气管产生新的分泌物，从而使稠厚的黏液易于排出，有祛痰作用，并有良好的止咳作用。体外试验证明，薄荷煎剂对单纯性疱疹病毒、森林脑炎病毒、流行性腮腺炎病毒有抑制作用，对金黄色葡萄球菌、白色葡萄球菌、甲型链球菌、乙型链球菌、卡他球菌、肠炎球菌、福氏痢疾杆菌、炭疽杆菌、白喉杆菌、伤寒杆菌、绿脓杆菌、大肠杆菌有抑菌作用。薄荷油外用，能刺激神经末梢的冷感受器而产生冷感，并反射性地造成深部组织血管的变化而起到消炎、止痛、止痒、局部麻醉和抗刺激作用。

用法用量：煎服，3～6g，宜后下。

10. 葛根

性味归经：辛、甘，凉。归脾、胃经。

功效：解肌退热，发表透疹，生津止渴，升阳止泻。

现代药理：葛根主要含黄酮类化合物，如大豆苷、大豆苷元、葛根素等，另外含葛根苷类、三萜皂苷类等成分。葛根有广泛的β-受体阻滞作用，能扩张冠状动脉和外周血管，对血管平滑肌有松弛作用，改善心肌缺血，使外周阻力下降，从而有明显降压作用。葛根还有解热作用和轻微降血糖作用。葛根素能改善微循环，提高局部微血流量，抑制血小板聚集，有增强巨噬细胞吞噬功能、抗变态反应、抗氧化、抗癌、抗心律失常、改善学习记忆功能等作用。

用法用量：煎服，10~15g。

11. 桑叶

性味归经：苦、甘，寒。归肺、肝经。

功效：疏散风热，清肺润燥，平肝明目。

现代药理：桑叶主要含黄酮及黄酮苷类、甾体类、挥发油、糖类、氨基酸类、维生素、生物碱类，对金黄色葡萄球菌、链球菌、白喉杆菌、大肠杆菌、绿脓杆菌、伤寒杆菌、钩端螺旋体等有抑制作用。其有降血糖、降血脂、抗炎和促进蛋白质合成作用。能增加心肌收缩力和心输出量，扩张冠状动脉，降血压，抑制毛细血管通透性。

用法用量：煎服，5~10g。

12. 菊花

性味归经：辛、甘、苦，微寒。归肺、肝经。

功效：疏散风热，平肝明目，清热解毒。

现代药理：菊花含多种挥发油、黄酮类、菊苷、氨基酸、水苏碱、腺嘌呤、维生素B、维生素A、维生素E等。其对多种细菌、流感病毒及钩端螺旋体有抑制作用，有扩张冠状动脉、改善心肌缺血、降低血压、降血脂、镇静、解热、抗炎等作用。

用法用量：煎服，5~10g。

13. 牛蒡子

性味归经：辛、苦，寒。归肺、胃经。

功效：疏散风热，宣肺透疹，解毒利咽。

现代药理：牛蒡子含牛蒡子苷、脂肪油、拉帕酚、维生素及生物碱等，对多种致病性真菌、金黄色葡萄球菌、艾滋病毒、流感病毒等有抑制作用。其有抗肿瘤、增强机体免疫功能、利尿、降血糖、降血压、扩张血管、抗肾病变、抑制尿蛋白排泄等作用。

用法用量：煎服，6~12g。

二、清热类

1. 金银花

性味归经：甘，寒。归肺、心、胃经。

功效：清热解毒，疏散风热。

现代药理：金银花含挥发油、绿原酸、木犀草素、黄酮类、肌醇、皂苷、鞣质等，具有广谱抗菌作用，对多种皮肤真菌、呼吸道病毒等亦有抑制作用。金银花还有抗炎、解热、抗过敏作用，能促进白细胞的吞噬功能，兴奋中枢神经，保肝利胆，抗肿瘤。

用法用量：煎服，10~15g。

2. 连翘

性味归经：苦，微寒。归肺、心、小肠经。

功效：清热解毒，消痈散结，疏散风热。

现代药理：连翘的挥发性成分主要为蒎烯和多种萜类化合

物，非挥发性成分主要为连翘酚、连翘苷、连翘脂素、芦丁等。其有广谱抗菌作用，对金黄色葡萄球菌、链球菌、肺炎双球菌、痢疾杆菌、鼠疫杆菌、伤寒杆菌、大肠杆菌、人型结核杆菌、变形杆菌、百日咳杆菌、白喉杆菌，以及钩端螺旋体、真菌、流感病毒、鼻病毒等均有抑制作用。连翘能明显抑制炎性渗出，增强机体免疫功能，降低毛细血管通透性，防止出血，并有解热、镇吐、降血压、抗肝损伤、利尿等作用。

用法用量：煎服，6～15g。

3. 天花粉

性味归经：甘、微苦，微寒。归肺、胃经。

功效：清热泻火，生津止渴，消肿排脓。

现代药理：天花粉含淀粉、皂苷、蛋白质及多种氨基酸，主要有效成分为天花粉蛋白。天花粉蛋白有引产和终止妊娠、免疫刺激和免疫抑制作用，可抑制艾滋病病毒的 DNA 复制和蛋白质合成，对结肠癌、肝癌、胃癌及 ras 癌基因阳性细胞有高效直接杀伤作用。天花粉煎剂对溶血性链球菌、肺炎双球菌、白喉杆菌有一定的抑制作用。

用法用量：煎服，10～15g。

4. 生甘草

性味归经：甘，平。归心、肺、脾、胃经。

功效：益气补中，清热解毒，祛痰止咳，缓急止痛，调和药性。

现代药理：主要含甘草甜素，还含多种黄酮类化合物、生物碱、多糖等成分。生甘草有肾上腺皮质激素样作用，能抗炎、抗过敏、抑制毛细血管通透性、抗组胺；有抗心律失常、抗溃疡、抑制胃酸分泌、缓解胃肠平滑肌痉挛及镇痛作用；有明显的镇咳、祛痰作用，还可以平喘；有抗菌、抗病毒、免疫调节作用；对某些毒物有类似葡萄糖醛酸的解毒作用；还有抗利尿、降脂、保肝等作用。

用法用量：煎服，3～10g。

5. 玄参

性味归经：甘、苦、咸，微寒。归肺、胃、肾经。

功效：清热凉血，泻火解毒，养阴生津。

现代药理：玄参主要含生物碱、糖类、甾醇、氨基酸、脂肪酸、微量挥发油、胡萝卜素等成分，对多种致病性细菌及真菌有抑制作用，还有降血压、扩张冠状动脉流量、抗炎、解热、镇痛、抗惊厥等作用。

用法用量：煎服，10～15g。

6. 龙胆草

性味归经：苦，寒。归肝、胆经。

功效：清热燥湿，泻肝胆火。

现代药理：龙胆草含龙胆苦苷、獐牙菜苦苷、三叶苷、苦龙苷、龙胆黄碱、龙胆碱、秦艽乙素、秦艽丙素、龙胆三糖、β-谷甾醇等。对皮肤真菌、绿脓杆菌、变形杆菌、伤寒杆菌、金黄色葡萄球菌等有抑制作用，能促进胃液分泌，有镇静、降压、抗炎、利尿、保肝利胆等作用。

用法用量：煎服，3～6g。

三、祛风湿类

老鹳草

性味归经：味苦、微辛，性平。归肝、大肠经。

功效：祛风通络，疏经活血，清热利湿。

现代药理：老鹳草含鞣质、黄酮、有机酸和挥发油等，对卡他球菌、金黄色葡萄球菌、痢疾杆菌、链球菌、肺炎双球菌和流感病毒等有抑制作用。其还有止泻、抗氧化、抗炎、抑制免疫、降糖、保肝等作用。

用法用量：煎服，9~15g。

四、息风止痉类

1. 天麻

性味归经：甘，平。归肝经。

功效：息风止痉，平抑肝阳，祛风通络。

现代药理：天麻含天麻素、天麻苷元、香荚兰醇、香草醛、微量生物碱、多糖、多种微量元素、氨基酸等，有镇静、安眠、抗惊厥、镇痛作用。天麻可降低外周血管、脑血管和冠状血管阻力，有降压、减慢心率作用，有抗炎和增强机体的细胞免疫、体液免疫及非特异性免疫作用。

用法用量：煎服，3~10g。

2. 僵蚕

性味归经：咸、辛，平。归肝、肺、胃经。

功效：息风止痉，祛风止痛，化痰散结。

现代药理：僵蚕主要含蛋白质、脂肪，体表的白粉中含草酸铵，尚含白僵蚕黄色素、溶纤维蛋白酶等。僵蚕有镇静、催眠、抗惊厥作用，能促进纤溶活性，起到抗凝、抗血栓形成作用，对金黄色葡萄球菌、大肠杆菌、绿脓杆菌有轻度抑制作用，还有降糖和抗肿瘤作用。

用法用量：煎服，3～10g。

3. 地龙

性味归经：咸，寒。归肝、脾、膀胱经。

功效：清热息风，通络，平喘，利尿。

现代药理：地龙含蚯蚓碱、黄嘌呤、次黄嘌呤、多种纤溶酶、蚓激酶、丰富的氨基酸和微量元素等，有解热、镇痛、抗惊厥作用，能降压，改善微循环和抗心律失常。蚓激酶有促纤溶、防止血栓形成和溶解血栓的作用。次黄嘌呤具有显著的舒张支气管作用，还有增强免疫、抗肿瘤作用。

用法用量：煎服，5～15g。

4. 全蝎

性味归经：辛，平。有毒。归肝经。

功效：息风止痉，攻毒散结，通络止痛。

现代药理：全蝎含蝎毒、多种胺及氨基酸类、胆甾醇、磷脂酰胆碱和多种脂肪酸类。蝎毒及其成分抗癫痫肽有抗惊厥、抗癫痫作用。全蝎对皮肤痛或内脏痛有显著镇痛作用，还有抗肿瘤、抗菌、杀虫、抑制血栓形成和抗凝作用。

用法用量：煎服，3～6g；研末吞服，每次0.6～1g。

五、化痰药

1. 白附子

性味归经：辛、甘，温。有毒。归胃、肝经。

功效：燥湿化痰，祛风止痉，解毒散结。

现代药理：白附子主要含生物碱、皂苷、甾醇等，有镇静、抗惊厥、抗破伤风作用，对结核杆菌有抑制作用，还有镇咳祛痰、抗炎、抗肿瘤作用。

用法用量：煎服，3~5g；研末服，0.5~1g。

2. 半夏

性味归经：辛，温。有毒。归脾、胃、肺经。

功效：燥湿化痰，降逆止呕，清痞散结。

现代药理：半夏含挥发油、甾醇、胆碱、葡萄糖苷、多种氨基酸、皂苷、左旋麻黄碱等，可抑制呕吐中枢而止呕，有镇咳、祛痰、解除支气管平滑肌痉挛作用，能抑制胃液分泌，抑制胃液酸度，抑制胃蛋白酶活性，有保护胃黏膜、促进胃黏膜修复的作用。半夏还有抗肿瘤、抗心律失常、镇痛、镇静、催眠、糖皮质激素样作用。

用法用量：煎服，3~10g。

3. 胆南星

性味归经：苦、微辛，凉。归肝、胆经。

功效：清热化痰，息风定惊。

现代药理：胆南星含三萜皂苷、安息香酸、氨基酸、D-甘露醇、总胆酸、胆红素等，有抗惊厥、祛痰、镇静、镇痛、抗肿瘤作用。

用法用量：煎服，1.5～6g。

4. 陈皮

性味归经：苦、辛，温。归脾、肺经。

功效：理气健脾，燥湿化痰。

现代药理：陈皮含挥发油、川陈皮素、橙皮苷、新橙皮苷、甲基陈皮苷、橙皮素、对羟福林、黄酮化合物等。陈皮煎剂及甲基陈皮苷有抑制胃酸分泌、抑制胃肠蠕动、解痉、抗溃疡、保肝、利胆作用。煎剂有增强心肌收缩力、增加心输出量、扩张冠状动脉、增加冠状动脉流量、扩张气管的作用。挥发油有刺激性祛痰作用。陈皮水溶性总生物碱具有升高血压作用。陈皮提取物有清除氧自由基、抗脂质过氧化作用。橙皮苷和陈皮浸液有抗炎、抗过敏、抗菌、抗病毒等作用。

用法用量：煎服，3～10g。

六、活血化瘀类

1. 当归

性味归经：甘、辛，温。归肝、心、脾经。

功效：补血调经，活血止痛，润肠通便。

现代药理：当归含挥发油及水溶性成分。挥发油含藁本内酯、正丁烯内酯、当归酮、蒎烯类等。水溶性成分含阿魏酸、丁二酸、烟酸、尿嘧啶等。当归还含有当归多糖、多种维生素、氨基酸、微量元素等。当归水煎剂及阿魏酸钠有抗血小板聚集、抗血栓作用。当归多糖有促进血红蛋白及红细胞的生成作用，还有抗心肌缺血、扩张血管、改善微循环、降血脂作用，对非特异性和特异性免疫功能有增强作用。当归对子宫呈双向调节作用，兴奋或是抑制取决于子宫的功能状态，这是其治疗痛经、催产及崩中漏下的药理学基础。当归挥发油具有松弛支气管平滑肌、舒张胃肠平滑肌、抑制主动脉平滑肌的作用。此外，当归还有保肝利胆、肺纤维化损伤修复、肾缺血再灌注损伤修复、抗菌、抗辐射损伤、镇痛、抗氧化、抗肿瘤、降糖等作用。

用法用量：煎服，5～15g。

2. 川芎

性味归经：辛，温。归肝、胆、心包经。

功效：活血行气，祛风止痛。

现代药理：川芎主要含川芎嗪、阿魏酸等，此外还含挥发油，主要为藁本内酯。川芎嗪能扩张冠状动脉，增加冠状动脉血流量，改善心肌缺血，可扩张脑血管，增加脑血流量，改善微循环，降低外周血管阻力，抑制血小板聚集和抗血栓形成。川芎煎剂有镇静、镇痛、降压作用。阿魏酸和川芎嗪对子宫平滑肌有解痉作用。此外，川芎还有抗炎、抗辐射、抗肿瘤、抗菌、抗病毒等作用。

用法用量：煎服，5～15g。

3. 桃仁

性味归经：苦、甘，平。有小毒。归心、肝、大肠经。

功效：活血祛瘀，润肠通便，消痈排脓，止咳平喘。

现代药理：桃仁含苦杏仁苷、苦杏仁酶、挥发油、脂肪油，油中主要含油酸甘油酯和少量亚油酸甘油酯。桃仁提取液和煎剂有扩张血管、减少血管阻力、增加血流量、降低心肌耗氧量、改善微循环、抑制血小板聚集、抗凝血、防止血栓形成、镇痛、镇静、抗炎、抗过敏、调节免疫、兴奋子宫平滑肌等作用。其所含脂肪酸可润滑肠道。苦杏仁苷有镇咳、保肝、抗癌作用。

用法用量：煎服，5～10g。

4. 赤芍

性味归经：苦，微寒。归肝经。

功效：清热凉血，散瘀止痛。

现代药理：赤芍含芍药苷、芍药内酯苷、氧化芍药苷、苯甲酰芍药苷、芍药吉酮、芍药新苷、鞣质、苯甲酸、挥发油、脂肪油、树脂等。赤芍有抑制血小板聚集、抗凝、抗血栓、抗动脉粥样硬化、扩张冠状动脉血管、增加冠状动脉血流量、抗心肌缺血、保护神经细胞、镇静、镇痛、抗惊厥、抗抑郁、改善学习记忆能力、保肝、抗炎、抗内毒素等作用，还能抑制胃、肠、子宫平滑肌痉挛。

用法用量：煎服，6～15g。

5. 鸡血藤

性味归经：苦、甘，温。归肝、肾经。

功效：行血补血，调经，舒筋活络。

现代药理：鸡血藤主要含异黄酮类、三萜及甾体等化合物，有抑制血小板聚集、增强造血功能、降血脂、抗脂质过氧化、抗肿瘤、抗菌、抗病毒、镇静、催眠、抗炎、双向调节免疫功能等作用。

用法用量：煎服，10~30g。

6. 红花

性味归经： 辛，温。归心、肝经。

功效： 活血通经，祛瘀止痛。

现代药理： 红花含红花醌苷、新红花苷、红花苷、红花黄色素等，另含挥发油包括棕榈酸、肉豆蔻酸、月桂酸、硬脂酸、花生酸、油酸等。红花煎剂和红花黄色素有抗血小板聚集、降低血液黏度、促纤溶、抗凝血、抑制血栓形成、增加冠状动脉流量、降压、改善微循环、抗心肌缺血、扩张外周血管、降血脂、兴奋子宫、免疫抑制作用，对中枢神经系统有镇痛、镇静和抗惊厥作用，红花醇提物和水提物有抗炎作用。

用法用量：煎服，3~10g。

七、补气类

1. 黄芪

性味归经： 甘，微温。归脾、肺经。

功效： 健脾补中，升阳举陷，益卫固表，利尿消肿，托疮生肌。

现代药理： 黄芪主要含苷类、多糖、黄酮、氨基酸、微量元素等，能促进机体代谢，增强机体免疫功能，促进造血，抗血小板聚集，降血脂，强心，抗心肌缺血，利尿，对血压、血糖有双向调节作用。黄芪还有改善记忆和脑保护、保肝、抗菌、抗病毒、抗肿瘤、抗炎、镇痛等作用。

用法用量：煎服，10~20g，大剂量30~60g。

2. **党参**

性味归经：甘，平。归脾、肺经。

功效：健脾益肺，养血生津。

现代药理：党参主要含党参苷、党参碱、党参多糖、挥发油、黄酮类、甾醇、脂肪、氨基酸和微量元素等，能改善学习记忆功能，对中枢神经系统有抑制作用，可镇静、催眠、抗惊厥，还有抗缺氧、抗心肌缺血、增强免疫功能、提高机体应激能力、升高红细胞、抗溃疡、抗炎、镇痛、抗癌、升高血糖等作用。

用法用量：煎服，10～30g。

3. **太子参**

性味归经：甘、微苦，平。归脾、肺经。

功效：益气健脾，生津润肺。

现代药理：太子参含氨基酸、多糖、皂苷、黄酮、鞣质、香豆素、甾醇、三萜及多种微量元素等，有抗疲劳、抗应激、免疫增强、镇咳、改善胰岛素抵抗等作用。太子参中的糠醇类成分有较强的抗菌作用。太子参皂苷 A 有抗病毒作用，抗疱疹病毒的活性最强。

用法用量：煎服，10～30g。

4. **山药**

性味归经：甘，平。归脾、肺、肾经。

功效：补脾养胃，生津益肺，补肾涩精。

现代药理：山药含薯蓣皂苷元、黏液质、胆碱、淀粉酶、糖蛋白、游离氨基酸、维生素 C、淀粉酶等。山药水煎剂能降血糖，山药多糖可抗衰老、抗氧化、调节或增强免疫功能、抗肿瘤、保肝。山药所含的淀粉酶能刺激胃肠运动，促进胃肠内容物排空，有助于消化。山药淀粉有降血脂作用。

用法用量：煎服，10～30g，大剂量60～250g。

第二节　面瘫的辨证施治

一、辨病位

手足三阳经络走行于头面，病邪侵袭，经络气血失调而发为面瘫，故其病位在表、在经络、在筋脉、在皮肤腠理。

二、辨病性

风邪常夹他邪致病，故有风寒、风热、风痰阻络或湿热之别。本病早期多为实证。病久不复，邪气内居筋肉，痰瘀阻滞，而正气内虚，形成虚实夹杂之证。

三、辨病势

风性轻扬，病发头面部，一般病势向上向外，发病后邪正交争，正不胜邪，则病情渐见加重，约经1～2周治疗后，正气康复，邪气渐衰，病情始缓，经1个月左右大部分痊愈，一般很少传变。虚、风、痰、瘀、湿热为病理基础，正气虚为病之本，风、痰、瘀血、湿热为病之标。

四、辨病机转化

初期多见风寒、风湿、湿热客于面部经络，当误治失治或正气不足，无力祛邪外出，经脉气血郁阻。若患者痰湿素盛，又因病久瘀血内停，气血循行阻滞，则风邪与痰瘀互结，致面瘫迁移不愈。顽痰、死血、热毒伤损筋膜及血络、经脉，致面部瘫痪难以复原，见患侧面部经脉拘急抽搐、萎缩之后遗症。

五、辨证分型论治

1. 风寒袭络

证候：吹风受凉后出现口眼㖞斜，眼睑闭合不全，可伴有恶风寒、发热、肢体拘紧、肌肉关节酸痛等症，舌质淡红，苔薄白，脉浮紧。

病机分析：风寒袭络，寒性凝滞，寒主收引，筋脉拘急，脉络阻遏，气血运行不畅，面部失于温煦濡养而口僻；恶风寒、发热、肢体拘紧、肌肉关节酸痛、舌质淡红、苔薄白、脉浮紧均为风寒客于肌表之象。

治法：疏风散寒，温经通络。

方药：荆防败毒散加减。荆芥 10g，防风 10g，桂枝 10g，白芷 10g，羌活 10g，柴胡 10g，枳壳 10g，当归 10g，川芎 10g，僵蚕 10g，生甘草 10g。

方义分析：荆芥、防风、桂枝、白芷、羌活祛风散寒解表；柴胡、枳壳调畅气机；当归、川芎行血和营；僵蚕祛风散结；生甘草益气补虚，调和药性。

加减：表虚自汗，加生黄芪、炒白术以益气固表；鼻塞流涕、恶寒，加麻黄、细辛温经散寒；兼颈项酸痛拘急，加葛根以缓急解肌；耳后疼痛，加连翘、延胡索散结止痛；口干，加天花粉、玄参生津。

2. 风热袭络

证候：突然口眼㖞斜，眼睑闭合不全，伴恶风、发热、咽干、咽痛、肌肉关节酸痛、耳后疼痛等症，舌边尖微红，苔薄黄，脉浮数或弦数。

病机分析：风热袭表，循经上行侵于面部阳明经络，络脉阻滞，经气不运，经脉失养，热则筋纵，故见突然口眼㖞斜，眼睑闭合不全；风热之邪袭表，邪正交争，经络阻遏，气血运行失畅，故见恶风、发热、咽干、咽痛、肌肉关节酸痛、耳后疼痛等；舌边尖微红、苔薄黄、脉浮数或弦数则是风热袭于肌表之象。

治法：疏风清热，活血通络。

方药：银翘散加减。金银花10g，连翘10g，葛根20g，牛蒡子10g，玄参10g，天花粉15g，薄荷5g（后下），僵蚕10g，淡竹叶10g，当归10g，川芎10g，生甘草10g。

方义分析：金银花、连翘、牛蒡子、薄荷疏散风热；淡竹叶、天花粉、玄参清热生津；葛根解肌生津；僵蚕祛风散结止痛；当归、川芎活血通络；生甘草清热解毒，调和药性。

加减：身热明显，加柴胡、黄芩退热；头晕目眩，加桑叶、菊花清热息风；目干涩痛，加青葙子、石斛清热明目；耳后痛甚，加浙贝母、延胡索、全蝎清热散结，活血止痛。

3. 肝经湿热

证候：突然口眼㖞斜，眼睑闭合不全，外耳道见疱疹，伴红肿、灼热疼痛，目干、目涩，口苦、咽干，纳呆，或伴发热，头痛，眩晕，耳鸣，耳聋，小便黄赤，大便干结或黏滞不爽，舌质红，苔黄腻，脉弦滑数。

病机分析：患者素有肝经郁积湿热，或脾经湿邪郁久化热内蕴，或湿热外邪侵袭。湿热循经上攻，外发肌肤，则见水疱；热郁化火，火热壅肤，则见皮肤红肿；湿热阻滞面部经脉，气血不通，则见口眼㖞斜，面痛；肝热扰动清空则头痛、眩晕、耳鸣；湿热阻滞清窍则耳聋；湿热交阻下迫则小便黄赤，大便干结或黏滞不爽；舌质红、苔黄腻、脉弦滑数为肝经湿热之象。

治法：泻肝解毒，清热利湿。

方药：龙胆泻肝汤加减。龙胆草 10g，老鹳草 30g，柴胡 10g，黄芩 10g，栀子 10g，连翘 10g，车前子 10g（包煎），泽泻 10g，炒白术 15g，延胡索 20g，当归 10g，生甘草 10g。

方义分析：龙胆草、柴胡、黄芩、栀子泻火解毒，清热燥湿；老鹳草清热除湿，疏通经络；连翘清热解毒；车前子、泽泻导热下行，使邪有出路；炒白术燥湿；延胡索、当归通络止痛；生甘草清热解毒，调和药性。

加减：头痛、眩晕，加天麻、蝉蜕祛风通络；大便干结，加大黄泻火通便；目赤、目痛，加青葙子、谷精草、菊花清热明目。

4. 风痰阻络

证候：口眼㖞斜，眼睑闭合不全，或面部抽搐，颜面麻木作胀，伴头重如蒙，胸脘满闷或呕吐痰涎，舌体胖大，苔白浊或腻，脉弦滑。

病机分析：风痰互结，流窜经络，气血运行不畅，阳明络脉壅滞不利，见口眼㖞斜，眼睑闭合不全，颜面麻木作胀；湿性重着黏滞，阻遏气机，清阳不振，浊阴不降，故头重如裹；胸部气机不畅，故胸脘满闷；痰湿壅盛，气津不化，故呕吐痰涎；舌体胖大，苔白浊或腻，脉弦滑，乃风痰壅阻之象。

治法：祛风化痰，通络止痉。

方药：牵正散加减。白附子5g，白僵蚕10g，全蝎5g，胆南星10g，茯苓20g，防风10g，白芷10g，天麻10g，法半夏10g，陈皮10g，石菖蒲10g，地龙10g。

方义分析：白附子、僵蚕、全蝎祛风化痰；防风、白芷疏风胜湿；胆南星、法半夏、陈皮、石菖蒲、茯苓燥湿化痰，健脾利湿；天麻、地龙息风止痉，祛风通络。

加减：病久见瘀血之象者，加当归、鸡血藤、川芎以活血化瘀；若面肌抽搐频发者，加龙骨、牡蛎以潜镇息风；面部拘急者，加葛根、当归、白芍、木瓜以舒筋缓急。

5. 气虚血瘀

证候：口眼㖞斜，眼睑闭合不全日久不愈，面肌拘紧时有抽搐，或面肌萎缩，舌质淡暗，苔薄白，脉细涩或细弱。

病机分析：久病失治或治之不当，病邪入血入络，瘀血痹阻，筋脉失濡，故见口眼㖞斜，眼睑闭合不全；颜面长期失于气血濡养则见萎缩不用；瘀血不去，新血不生，血虚生风，风胜则动，则面部拘紧或时有抽动；舌淡暗，苔薄白，脉细涩或细弱，为正气虚损、瘀血阻络之象。

治法：益气活血，通络止痉。

方药：补阳还五汤加减。黄芪50g，党参30g，鸡血藤30g，当归 10g，川芎 10g，桃仁 10g，红花 10g，赤芍 15g，地龙 10g，防风 10g，全蝎 5g，僵蚕 10g。

方义分析：黄芪、党参益气补虚；鸡血藤、当归、川芎、桃仁、红花、赤芍养血活血通络；防风、全蝎、僵蚕、地龙搜风通络止痉。

加减：偏寒者，加桂枝、细辛以加强辛温通络之力；风动明显者，加天麻、蝉蜕以息风。

第六章 面瘫的针灸治疗

针灸在面瘫的治疗中应用非常普遍。古代医籍中记载治疗面瘫的穴位有 80 多个。常用穴位有地仓、颊车、水沟、合谷、承浆、听会、内庭、足三里、列缺、迎香、百会、口禾髎、承泣、大迎、翳风、下关、阳白等。常用的经络为足阳明胃经、手阳明大肠经、督脉、足少阳胆经、手太阴肺经、任脉、足太阳膀胱经等。临床多采用局部近取与循经远取相结合的方法。近现代医家基本沿袭古代医家的思想，将常用的穴位拓展至 120 多个，还创新出一些新的穴位，开创了新的针灸方法，如头针、耳针、眼针、电针、穴位注射、穴位埋线等。

第一节 面瘫治疗的常用腧穴

一、头面颈项部腧穴

1. 百会

归经与穴位特异性：归督脉，为督脉与足太阳经的交会穴。

别名：巅上、三阳五会、顶上、天满、维会。

穴名释义：百，众多；会，交会。头为诸阳之会，穴为手足三阳、督脉、足厥阴交会之处，百脉百骸皆仰望朝会，故名百会。

定位：当前发际正中直上 5 寸，或头部正中线与两耳尖连线的交点处。（图 22）

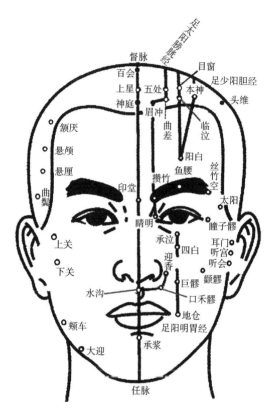

图 22 头面腧穴一

解剖：在帽状腱膜中，有左右颞浅动、静脉及左右枕动、静脉吻合网，布有枕大神经及额神经分支。

功能：息风醒脑，升阳固脱。

主治：头痛，眩晕，中风言语謇涩、半身不遂，健忘，痴呆，失眠，癫狂，痫证，脱肛，阴挺，鼻塞。

操作：平刺0.5~0.8寸，可灸。

配伍：①配胃俞、长强，治疗脱肛、痔瘘；②配内关、人中，治疗休克；③配印堂、太阳、合谷，治疗头痛；④配脾俞，治疗久泻。

2. 神庭

归经与穴位特异性：归督脉，为督脉与足太阳经、足阳明经的交会穴。

别名：发际、天庭。

穴名释义：神，指脑之元神。庭，宫廷、庭堂。穴居额上，额又称天庭，脑在其中，此乃脑神所居之高贵处也，故名神庭。

定位：在前发际正中直上0.5寸。（图22）

解剖：在左右额肌交界处，有额动、静脉分支，布有额神经的滑车上神经。

功能：清头明目，宁心安神。

主治：癫狂痫、失眠、惊悸等神志病证；头痛、眩晕、目赤肿痛、鼻渊、鼻衄等头面五官病证。

操作：平刺0.5~0.8寸。

配伍：①配神门、内关、三阴交，治疗失眠；②配风池、合谷、太冲，治疗小儿惊风；③配攒竹、迎香、风门、合谷、至阴、通谷，治疗鼻衄、清涕。

3. 头维

归经与穴位特异性：归足阳明胃经，为足阳明经、足少阳经与阳维脉的交会穴。

别名：颢大。

穴名释义：头，头部。维，隅角，维系，维护。谓穴居头之隅角，是维系头冠之处，并可维护头部及四肢之阳气。

定位：在头部，额角发际直上0.5寸，头正中线旁开4.5寸。（图22）

解剖：在颞肌上缘，帽状腱膜中，布有耳颞神经的分支、面神经的颞支、颞浅动、静脉的额支等。

功能：息风镇痉，止痛明目。

主治：头痛、眩晕、目痛、迎风流泪、眼睑眲动、视物不明等。

操作：平刺0.5~1寸。

配伍：①风池、太阳、率谷、合谷、列缺，治疗头痛；②配风池、角孙、睛明，治疗目赤肿痛；③配阳白、丝竹空、上关、合谷，治疗面瘫。

4. 眉冲

归经与穴位特异性：归足太阳膀胱经。

别名：小竹。

穴名释义：冲，指冲动。足太阳膀胱经气从眉头直冲向上至本穴，故名眉冲。（图22）

定位：在眉头直上，入发际0.5寸。

解剖：浅层有滑车上神经和滑车上动、静脉，深层为腱膜下疏松组织和颅骨外膜。

功能：祛风，明目，安神。

主治：目赤肿痛、目视不明、鼻塞、痫证、头痛、眩晕等。

操作：向后平刺 0.3~0.5 寸。

配伍：①配百会、风池，治疗头痛；②配太阳、鱼腰，治疗视物不清，目痛；③配后溪，治疗癫痫。

5. 悬厘

归经与穴位特异性：归足少阳胆经，为足少阳经、手少阳经与足阳明经的交会穴。

别名：无。

穴名释义：穴在头部曲角颞颥下廉，同悬颅仅差毫厘，故名悬厘。

定位：头维穴与曲鬓穴的弧形连线的下 1/4 与上 3/4 交点处。（图 23）

解剖：在颞肌中，有颞浅动、静脉顶支，布有耳颞神经。

功能：清热解表，消肿止痛。

主治：偏头痛，目赤肿痛，耳鸣，目外眦痛，面肿，上齿痛，热病汗不出。

操作：平刺 0.5~0.8 寸。

配伍：①配外关、风池、太阳，治疗偏头痛；②配翳风、听宫、听会，治疗耳鸣；③配颊车、下关、合谷、水沟、地仓、颧髎，治疗面瘫、面肿。

6. 悬颅

归经与穴位特异性：归足少阳胆经，为手少阳经、足少阳经与足阳明经的交会穴。

别名：髓孔、米啮。

穴名释义：悬，指悬挂。颅，指头颅。本穴位于头颅两侧，上不及头角，下不及耳后，犹如悬挂其处，故名。

定位：在头部，从头维至曲鬓的弧形连线的中点处。（图 23）

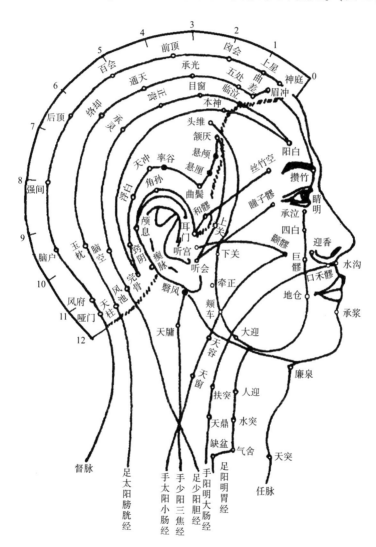

图23 头面腧穴二

解剖：在颞肌中，布有耳颞神经颞支，颞浅动、静脉。

功能：平肝息风，消肿止痛，清热散风。

主治：偏头痛，目赤肿痛，齿痛，面肿，龋齿。

操作：平刺0.5~0.8寸。

配伍：①配风池、外关、太阳、颔厌，治疗偏头痛；②配丝竹空、风池、太阳，治疗目外眦痛；③配人中，治疗面肿。

7. 率谷

归经与穴位特异性：归足少阳胆经，为足少阳经与足太阳经的交会穴。

别名：蟀谷、率骨。

穴名释义：率，循也。谷，指山间之凹陷处。本穴在耳上入发际1.5寸处，此处为顶骨、颞骨、蝶骨大翼三骨交接之凹陷若谷处，故名。

定位：在头部，耳尖直上入发际1.5寸。（图23）

解剖：在颞肌中，有颞浅动、静脉顶支，布有耳颞神经和枕大神经会合支。

功能：平肝息风，宁神止吐。

主治：头痛，眩晕，呕吐，耳鸣，耳聋，小儿惊风。

操作：平刺0.5~0.8寸。

配伍：①配风池、太阳、中渚、足临泣，治疗偏头痛；②配足三里、中脘、内关，治疗呕吐；③配人中、曲池、太冲，治疗小儿急惊风；④配足三里、神阙，治疗小儿慢惊风。

8. 翳风

归经与穴位特异性：归手少阳三焦经，为手少阳经与足少阳经的交会穴。

别名：无。

穴名释义："翳"指华盖，有遮蔽、掩覆之义。"风"为六淫之一。此穴在乳突之前下方凹陷中，其前为耳垂，其形如遮蔽风邪之屏翳，穴近是处，故名翳风。

定位：在耳垂后，乳突前下方与下颌角之间的凹陷处。（图23）

解剖：有耳后动、静脉，颈外浅静脉，布有耳大神经，深部为面神经干从茎乳孔穿出处。

功能：散风活络，聪耳消肿。

主治：耳聋，耳鸣，口眼㖞斜，牙关紧闭，齿痛，颊肿，瘰疬。

操作：直刺 0.8~1.2 寸。

配伍：①配听宫、听会、会宗、下关，治疗耳鸣，耳聋；②配地仓、颊车、下关、四白、合谷，治疗面瘫，颊肿；③配合谷、内庭，治疗胃热齿痛。

9. 四白

归经与穴位特异性：归足阳明胃经，无穴位特异性。

别名：面鼽骨空。

穴名释义：四，四方广阔之意。白，明也。穴在目下 1 寸，主"庆目不明"，针之可使视力复明四方，故名四白。

定位：在面部瞳孔直下，当眶下孔凹陷处。（图24）

解剖：浅层布有眶下神经的分支，面神经的颧支；深层有眶下神经，眶下动、静脉。

功能：散风明目，舒筋活络。

主治：目赤痛痒，目翳，眼睑𥆧动，迎风流泪，眩晕，头痛，面痛，口眼㖞斜。

操作：直刺0.2~0.4寸。

配伍：①配合谷、颊车、攒竹、太阳、阳白，治疗口眼㖞斜。②配睛明、丰隆、太冲，治疗目翳，青光眼。

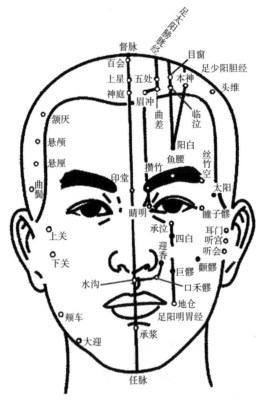

图24 头面腧穴三

10. 阳白

归经与穴位特异性：归足少阳胆经，为足少阳经与阳维脉的交会穴。

别名：无。

穴名释义：阳，指阳光与头之阳部。白，光明之意。本穴在眉上 1 寸直瞳子，主治目疾，针之使目光明，故名。

定位：在前额部，眉上 1 寸，瞳孔直上。（图 24）

解剖：在额肌中，有眶上动、静脉外侧支，布有眶上神经外侧支。

功能：祛风，明目。

主治：头痛，目眩，目痛，眼睑𥇒动，口眼㖞斜，眼睑下垂。

操作：平刺 0.3~0.5 寸。

配伍：①配太阳、风池、外关，治疗偏头痛；②配颧髎、颊车、合谷、地仓、攒竹、翳风，治疗面瘫；③配睛明、太阳、攒竹，治疗目赤肿痛。

11. 丝竹空

归经与穴位特异性：归手少阳三焦经，为手少阳经与足少阳经的交会穴。

别名：巨髎、眉后、目髎。

穴名释义：丝，指细小。竹，指竹叶。空，指凹陷、小窍。本穴位近眉梢凹陷处，该处眉毛纤细聚集，状如竹叶，故名。

定位：在面部，眉梢凹陷处。（图 24）

解剖：有颞浅动、静脉的额支和眶上神经，颞面神经，面神经颞支和颧支。

功能：散风清热，清头明目。

主治：头痛，眩晕，目赤肿痛，眼睑𥇒动，齿痛，癫痫。

操作：平刺0.5～1寸。

配伍：①配攒竹、四白、地仓，治疗面瘫；②配睛明、攒竹、风池，治疗目赤肿痛；③配人中、百会、通谷、太冲、合谷，治疗癫痫。

12. 鱼腰

归经与穴位特异性：属经外奇穴，无穴位特异性。

别名：光明。

穴名释义：腰，泛指物体中部。人的眼眉状如小鱼形，穴在其中央处，故名。

定位：在瞳孔直上方，当眉毛中间取穴。（图24）

解剖：在眼轮匝肌中，有眶上动、静脉外侧支，布有眶上神经、面神经的分支。

功能：明目消肿，舒筋活络。

主治：目赤肿痛，目翳，眉棱骨痛，眼睑𥆧动，眼睑下垂，口眼㖞斜。

操作：平刺0.3～0.5寸或直刺0.1～0.2寸。

配伍：配风池、睛明、太阳、攒竹、合谷，治疗目赤肿痛、青少年近视。

13. 睛明

归经与穴位特异性：归足太阳膀胱经，为手太阳经、足太阳经、足阳明经、阴跷脉、阳跷脉的交会穴。

别名：泪孔、泪空、精明、目内眦。

穴名释义：睛，指眼睛。明，指光明。穴在目内眦外，因主治眼病，能使患眼复明，故名。

定位：在面部，目内眦内上方眶内侧壁凹陷中。（图24）

解剖：在眶内缘睑内侧韧带中；浅层布有滑车上神经，内眦动、静脉的分支；深层有眼内直肌，面神经颞支和眼动、静脉的分支，视神经和动眼神经分支，滑车上、下神经和动脉。

功能：祛风，清热，明目。

主治：目赤肿痛，见风流泪，目眦痒，目翳，目视不明，近视，夜盲，色盲，头痛，腰痛。

操作：嘱患者闭目，左手将眼球推向外侧，针沿眼眶边缘缓缓刺入0.2~0.5寸，不宜做大幅度捻转提插，禁灸。

配伍：①配合谷、风池，治疗目赤肿痛、目痒；②配肝俞、光明，治疗夜盲、色盲、近视、散光。

14. 攒竹

归经与穴位特异性：归足太阳膀胱经，无穴位特异性。

别名：眉本、眉头、始光、夜光、明光、光明、员柱、员在、眉头。

穴名释义：攒，指簇聚。竹，指竹叶。穴在眉头凹陷处，眉似簇聚之竹，故名攒竹。

定位：在眉毛内侧端，眶上切迹处。（图24）

解剖：有额肌及皱眉肌，眶上动、静脉，布有额神经的滑车上神经。

功能：清热明目，散风镇痉。

主治：头痛，眉棱骨痛，面痛，目眩，目视不明，目赤肿痛，迎风流泪，眼睑瞤动，呃逆，腰痛。

操作：可向眉中或向眼眶内缘平刺或斜刺0.5~0.8寸，或直刺 0.2 ~ 0.3 寸。

配伍：①配阳白、太阳、头维，治疗眶上痛；②配列缺、颊车，治疗面瘫、面肌痉挛；③配风池、合谷，治疗目赤肿痛、流泪；④配眼白透鱼腰、丝竹空，治疗眼睑下垂。

15. 巨髎

归经与穴位特异性：归足阳明胃经，为足阳明经与阳跷脉的交会穴。

别名：巨窌。

穴名释义：巨，大也。髎，空隙、凹陷之意。本穴在面部颧骨下缘，此处凹陷甚大，故名。

定位：在面部，瞳孔直下，平鼻翼下缘处，当鼻唇沟外侧。（图 24）

解剖：浅层有上唇方肌，深层为犬齿肌，有面动、静脉及眶下动、静脉会合支，布有眶下神经及面神经颊支。

功能：祛风明目，宣通鼻窍，舒筋活络。

主治：目赤肿痛，目翳，鼻塞，鼻衄，口㖞，眼睑𥆧动，头痛，面痛，齿痛，唇颊肿，瘰疬。

操作：直刺或斜刺 0.3 ~ 0.6 寸。

配伍：①配合谷、颊车、颧髎、风池、阳白，治疗口眼㖞斜；②配合谷、下关、内庭，治疗牙痛。

16. 颧髎

归经与穴位特异性：归手太阳小肠经，为手太阳经与手少阳经的交会穴。

别名：兑骨、兑端。

穴名释义：颧，指面部颧骨。髎，指骨边孔穴。穴在颧骨下凹陷处，故名。

定位：面部，颧骨下缘，目外眦直下的凹陷中。（图24）

解剖：在咬肌的起始部，颧肌中；浅层布有上颌神经的眶下神经分支，面神经的颧支、颊支，面横动、静脉的分支或属支；深层布有下三叉神经的下颌神经分支。

功能：清热消肿，祛风镇痉。

主治：口眼㖞斜，眼睑眴动，齿痛，面痛，颊肿。

操作：直刺0.3~0.5寸或斜刺0.5~1寸。

配伍：①配攒竹、太阳、下关、地仓、颊车，治疗口眼㖞斜；②配合谷、二间、颊车、翳风，治疗齿痛、三叉神经痛。

17．太阳

归经与穴位特异性：属经外奇穴，无穴位特异性。

别名：前关。

穴名释义：太，高、大、极、最之意。阳，阴阳之阳。头颞部之微凹陷处，俗称太阳穴，穴在其上，故名。

定位：在颞部，眉梢与目外眦之间，向后约一横指的凹陷中。（图24）

解剖：在颞筋膜及颞肌中，布有上颌神经的颧面神经分支，面神经的颞支和颧支，下颌神经的颞神经和颞浅动、静脉。

功能：疏风清热，通络止痛。

主治：头痛，眩晕，目赤肿痛，牙痛，面痛，口眼㖞斜。

操作：直刺或斜刺0.3~0.5寸，或点刺出血。

配伍：①配头维、率谷、风池，治疗偏头痛；②配太冲、委中、关冲、风池、合谷，治疗天行赤眼。

18. 迎香

归经与穴位特异性：归手阳明大肠经，为手阳明经与足阳明经交会穴。

别名：冲阳。

穴名释义：迎，指迎接。香，指气味。本穴位于鼻旁，主治鼻塞不闻香臭，针此可恢复嗅觉，故名。

定位：在面部，鼻翼外缘中点旁，鼻唇沟中。（图24）

解剖：上唇方肌中，浅层布有眶下神经，深层布有面神经颊支，面动、静脉分支。

功能：散风清热，通利鼻窍。

主治：鼻塞，鼻衄，鼻渊，口眼㖞斜，面痒，面浮肿，胆道蛔虫症。

操作：略向内上方斜刺或平刺 0.3 ~ 0.5 寸。

配伍：①配印堂、合谷，治疗鼻炎；②配合谷，治疗面痒、面肿；③配合谷、四白、地仓、颊车，治疗口眼㖞斜；④配迎香透刺四白、人中、足三里、中脘、胆囊穴，治疗胆道蛔虫症。

19. 上关

归经与穴位特异性：归足少阳胆经，为足少阳经、手少阳经及足阳明经的交会穴。

别名：客主人。

穴名释义：关，指机关。牙关是开窍之机关，穴在耳前颧骨弓的上方，故名上关。

定位：在面部，颧弓上缘中央凹陷中。（图25）

解剖：在颞肌中；浅层有上颌神经颧颞支，面神经颞支和颞浅动、静脉；深层有颞深前、后神经的分支。

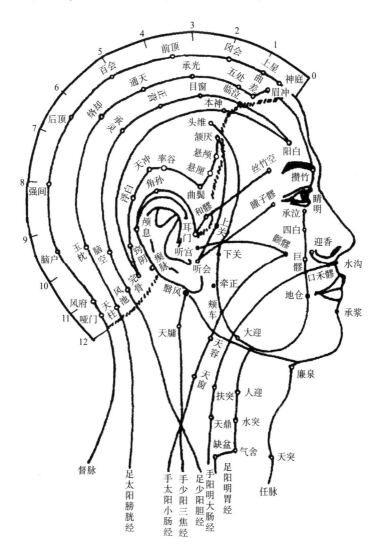

图25　头面腧穴四

功能：聪耳开窍，清热安神，舒筋活络。

主治：耳鸣，耳聋，聤耳，偏头痛，口眼㖞斜，齿痛，面痛，口噤，惊痫，瘛疭。

操作：直刺0.5~1寸。

配伍：①配下关、巨髎、承浆、大迎、禾髎，治疗口眼㖞斜；②配听宫、听会、翳风，治疗耳鸣；③配下关、颊车、合谷，治疗牙痛；④配风池、太阳、合谷、外关、丝竹空，治疗偏头痛。

20. 下关

归经与穴位特异性：归足阳明胃经，为足阳明经与足少阳经的交会穴。

别名：无。

穴名释义：下，指颧骨弓下方。关，指机关之意。穴在下颌关节前"牙关"处，故名下关。

定位：在面部，颧弓下缘中央与下颌切迹之间凹陷中。（图25）

解剖：皮下有腮腺，深层为咬肌；浅层有面横动、静脉，面神经颧支；深层有上颌动、静脉，布有下颌神经耳颞神经支；最深层为下颌神经。

功能：消肿止痛，聪耳通络。

主治：牙关开合不利、牙龈肿痛、面痛、口眼㖞斜、耳鸣、耳聋、耳聤。

操作：直刺0.5~1寸。

配伍：①配颊车、合谷、外关、翳风，治疗牙关紧闭；②配大迎、颊车、巨髎，治疗面瘫；③配耳门、听宫、翳风、关冲、液门，治疗耳鸣、耳聋。

21. 颊车

归经与穴位特异性：归足阳明胃经，无穴位特异性。

别名：牙车、曲牙、鬼床、机关。

穴名释义：耳前颧侧面称颊，下颌骨古称颊车骨，穴在其处，言其总载诸齿开合如机轴转运，故名。

定位：在面部，下颌角前上方一横指（中指）。上下齿咬紧时，在隆起的咬肌高点处。（图 25）

解剖：在咬肌中，有咬肌动、静脉，布有三叉神经第三支下颌神经的分支咬肌神经、面神经下颌缘支及耳大神经。

功能：散风清热，开关通络。

主治：颊肿，疟腮，牙关紧闭，颈项强痛，齿痛，口眼㖞斜。

操作：直刺 0.3～0.5 寸，或向地仓方向透刺 1.5～2.0 寸。

配伍：①配合谷、颧髎、巨髎、地仓，治疗口眼㖞斜；②配合谷、翳风，治疗疟腮；③配人中、百会、承浆、合谷，治疗牙关紧闭。

22. 地仓

归经与穴位特异性：归足阳明胃经，为足阳明经、手阳明经、阳跷脉与任脉的交会穴。

别名：会维、胃维。

穴名释义：地，指地格。仓，藏谷处。古人面分三庭，鼻以上为上庭，鼻为中庭，鼻以下为下庭，合为天人地三格。穴在鼻下口吻旁（地格处），口以入谷，故谓仓。又脾主口，脾气通于口，脾胃属土，仓廪之官，故名地仓。

定位：在面部，口角旁开0.4寸，上直对瞳孔。（图25）

解剖：在口轮匝肌中，深层为颊肌，有面动、静脉，布有面神经颊支、三叉神经的眶下神经支，深层为三叉神经的颊神经支。

功能：散风止痛，舒筋活络。

主治：唇缓不收，眼睑瞤动，口眼㖞斜，齿痛颊肿，流涎。

操作：斜刺或平刺0.5～0.8寸，或向迎香、颊车方向透刺1.0～1.2寸。

配伍：①配人中、承泣、合谷、颊车，治疗口眼㖞斜；②配承浆、合谷、颊车、下关，治疗口噤不开；③配颊车、合谷，治疗齿痛。

23. 承浆

归经与穴位特异性：归任脉，为任脉、督脉、手阳明经与足阳明经的交会穴。

别名：天池、悬浆、鬼市、垂浆。

穴名释义：承，指承接。浆，指口中浆液、涎液。穴居颐前唇之下凹陷处，因喻口中涎液穴处正相承接，故名。

定位：在面部，当颏唇沟的正中凹陷处。（图25）

解剖：在口轮匝肌和颏肌之间，有颏动、静脉，布有面神经的下颌缘支及下牙槽神经的颏神经。

功能：生津敛液，舒筋活络。

主治：流涎，齿痛龈肿，口眼㖞斜，面肿，口舌生疮，暴喑，消渴，癫痫。

操作：斜刺 0.3～0.5 寸。

配伍：①配劳宫，治疗口舌生疮、口臭、口干；②配神庭、兑端，治疗癫痫；③配委中，治疗衄血。

24. 水沟

归经与穴位特异性：归督脉，为督脉、手阳明经和足阳明经的交会穴。

别名：人中、鬼宫、鬼市、鬼客厅。

穴名释义：穴在鼻柱下人中，因喻穴处犹如涕水之沟渠，故名。

定位：在人中沟的上 1/3 与下 2/3 交点处。（图 25）

解剖：在口轮匝肌中，有上唇动、静脉，布有眶下神经支及面神经颊支。

功能：醒神开窍，清热息风。

主治：昏迷，晕厥，癫狂，痫证，癔病，急慢惊风，鼻塞鼻衄，风水面肿，口眼㖞斜，休克，腰痛。

操作：向上斜刺 0.3～0.5 寸。

配伍：①配合谷、中冲，治疗中风不省人事；②配委中，治疗闪挫腰痛；③配合谷透劳宫，治疗癔病。

25. 口禾髎

归经与穴位特异性：归手阳明大肠经，无穴位特异性。

别名：长频、长颊。

穴名释义：禾，指粮。髎同窌，意为孔穴。穴在鼻孔之下，口唇之上，人中之旁，取其鼻欲嗅，口食谷，穴当其际，故名。

定位：在面部，横平人中沟上 1/3 与下 2/3 交点，鼻孔外缘直下。（图 25）

解剖：在上唇方肌止端，有面动、静脉的上唇支，布有上颌神经的眶下神经分支和面神经颊支。

功能：清肺祛风，利鼻开窍。

主治：鼻塞，鼻衄，鼻渊，口㖞，口噤。

操作：直刺或斜刺 0.3~0.5 寸。

配伍：①配地仓、颊车，治疗口㖞，口噤不开；②配合谷、上星、劳宫，治疗鼻衄。

26. 听宫

归经与穴位特异性：归手太阳小肠经，为手太阳经、手少阳经和足少阳经的交会穴。

别名：多所闻、耳中、窗笼。

穴名释义：宫，五音之首，针此穴后能听五音，可助恢复听力；又因此穴在耳屏前，深居于耳轮之内，而以宫相喻，耳司听，故名听宫。

定位：在面部，耳屏前，下颌骨髁状突的后方，张口呈凹陷处。（图 25）

解剖：有颞浅动、静脉的耳前支，布有面神经分支及下颌神经分支耳颞神经。

功能：聪耳开窍。

主治：耳聋，耳鸣，聤耳，齿痛，癫狂，痫证。

操作：张口，直刺 1~1.5 寸。

配伍：①配耳门、翳风、外关、中渚，治疗耳鸣、耳聋；

②配颊车、合谷、下关，治疗齿痛。

27. 牵正

归经与穴位特异性：经外奇穴。

别名：无。

穴名释义：专治口㖞，有牵拉使面部复正之功，故名。

定位：面颊部，在耳垂前方 0.5 寸。（图 25）

解剖：在咬肌中，皮下有腮腺，有咬肌动、静脉分支，布有耳大神经、面神经颊支、下颌神经咬肌支。

功能：祛风清热，通经活络。

主治：口㖞，口疮，口臭，下牙痛等。

操作：向前斜刺 0.5~1 寸。

配伍：①配地仓、风池、阳白，治疗口㖞；②配承浆、龈交、地仓、合谷，治疗口疮。

28. 风池

归经与穴位特异性：归足少阳胆经，为足少阳经与阳维脉的交会穴。

别名：热府。

穴名释义：风，指风邪。池，指凹陷之意。本穴在颞颥后发际陷者中，穴处凹陷如池，为治风之要穴，故名。

定位：在项部，当枕骨之下，与风府相平，胸锁乳突肌上端与斜方肌上端之间的凹陷中。（图 26）

解剖：在胸锁乳突肌与斜方肌上端附着之间，深层为头夹肌，有枕动、静脉分支，布有枕小神经分支。

功能：平肝息风，清热解表，清头明目。

主治：头痛，眩晕，颈项强痛，目赤肿痛，鼻渊，鼻衄，耳聋，耳鸣，癫痫，中风，口眼㖞斜，感冒。

操作：向鼻尖方向斜刺 0.8~1.2 寸。

配伍：①配阳白、颧髎、颊车、合谷、大迎、丝竹空，治疗口眼㖞斜；②配太冲、复溜，治疗肝阳上亢之头痛；③配睛明、太阳、太冲、合谷，治疗风热目赤肿痛；④配大椎、合谷、曲池，治疗感冒发热。

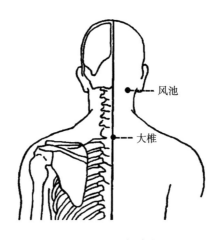

图 26　颈项部腧穴

29. 大椎

归经与穴位特异性：归督脉，为督脉与手足三阳经的交会穴。

别名：百劳、上杼。

穴名释义：穴在第一椎上凹陷处，因其椎骨最大，故名。

定位：后正中线上，第 7 颈椎棘突下凹陷中。（图 26）

解剖：有胸背筋膜，棘上韧带及棘间韧带，棘间皮下静脉丛，布有第 8 颈神经后支内侧支。

功能：清热解表，截疟止痛。

主治：热病，疟疾，骨蒸潮热，咳嗽，气喘，癫狂痫，小儿惊风，风疹，项强，脊痛。

操作：斜刺 0.5～1 寸。

配伍：①配腰俞，治疗疟疾；②配风池、列缺，治疗风寒感冒；③配太阳、风池、合谷、鱼际，治疗风热感冒。

二、四肢腧穴

1. 曲池

归经与穴位特异性：归手阳明大肠经，为手阳明大肠经合穴。

别名：鬼臣、阳泽。

穴名释义：曲，屈曲。池，水池。穴为手阳明之合，脉气流注此穴时，似水注入池中，且取穴时，屈曲其肘，横纹头处有凹陷，形似浅池，故名。

定位：在肘横纹外侧端，屈肘，当尺泽与肱骨外上髁连线中点。(图 27)

解剖：桡侧腕长伸肌起始部，肱桡肌的桡侧，有桡返动脉的分支，布有前臂后皮神经，内侧深层为桡神经本干。

功能：清热疏风，消肿止痒。

主治：热病，咽喉肿痛，齿痛，目赤痛，头痛，眩晕，癫狂，手臂肿痛，上肢不遂，风疹、瘾疹、湿疹、丹毒、瘰疬，腹痛、吐泻、痢疾，月经不调。

操作：直刺 1~1.5 寸。

配伍：①配合谷、外关，治疗感冒发热、咽喉肿痛；②配血海、合谷，治疗荨麻疹、丹毒；③配合谷、肩髃，治疗上肢瘫痪、上肢疼痛；④配足三里、天枢，治疗腹痛吐泻。

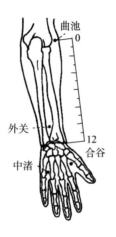

图 27　上肢腧穴

2. 合谷

归经与穴位特异性：归手阳明大肠经，为手阳明大肠经原穴。

别名：虎口、合骨。

穴名释义：合，合拢。谷，山谷。穴在第 1、2 掌骨之间，二骨相合形如山谷处是穴，故名。

定位：在第 1、2 掌骨之间，约当第 2 掌骨桡侧的中点处。（图 27）

解剖：在第 1 骨间背侧肌中，深层为拇收肌，有手背静脉网，近侧正当桡动脉穿向手背处，布有桡神经浅支的掌背侧神经，深部为正中神经的指掌侧固有神经。

功能：清热解表，镇痛镇静，通经活络。

主治：头痛，眩晕，目赤肿痛，齿痛，咽喉肿痛，牙关紧闭，口眼㖞斜，鼻衄，耳聋，疟腮，热病，无汗或多汗，经闭，滞产，上肢疼痛、不遂，皮肤瘙痒，荨麻疹，小儿惊风，痉证，腹痛，痢疾，便秘。

操作：直刺 0.5~1 寸。孕妇不宜针灸。

配伍：①配三间、颊车、迎香，治疗牙痛、面痛、面瘫；②配三阴交，治疗月经不调、痛经、经闭、滞产；③配风池、列缺、外关，治疗感冒。

3. 外关

归经与穴位特异性：归手少阳三焦经，络穴，八脉交会穴（通阳维脉）。

别名：阳维。

穴名释义：外，指体表。关，指关隘、要冲。穴为手少阳三焦之络，与阳维脉相通，穴位在外，与内关相对，为主治头面、四肢疾患之要穴，故名。

定位：在前臂背侧，腕背横纹上 2 寸，尺骨与桡骨之间。（图 27）

解剖：在桡骨与尺骨之间，指总伸肌与拇长伸肌之间；浅层布有前臂背侧皮神经，头静脉与贵要静脉的属支；深层布有骨间后神经，骨间后动、静脉。

功能：解表清热，聪耳明目。

主治：热病，头痛，目赤肿痛，耳鸣，耳聋，口㖞，胸胁痛，上肢痿痹不遂。

操作：直刺0.5~1寸。

配伍：①配太阳、合谷、风池，治疗偏头痛；②配内关（外关透内关），治疗胁肋痛；③配大椎、曲池、合谷、尺泽，治疗感冒；④配肩髃、曲池、手三里、合谷，治疗上肢瘫痪；⑤配耳门、听会、翳风，治疗耳鸣、耳聋。

4. 中渚

归经与穴位特异性：归手少阳三焦经，为手少阳三焦经输穴。

别名：无。

穴名释义：中，中间。渚，水中小洲。穴为三焦经输穴，脉气至此输注留连，其势较缓，如江中逢洲，故名。

定位：在手背，第4、5掌骨间，第4掌指关节近端凹陷中。（图27）

解剖：有第4骨间肌，皮下有手背静脉网及第4掌背动脉，布有尺神经的手背支。

功能：清热通络，开窍益聪。

主治：头痛，目赤，耳鸣，耳聋，咽喉肿痛，热病，疟疾，手指屈伸不利，肘臂肩背痛。

操作：直刺0.3~0.5寸。

配伍：①配耳门、听宫、翳风、风池，治疗耳鸣、耳聋；②配期门、阳陵泉，治疗胁痛；③配太溪，治疗咽喉痛。

5. 血海

归经与穴位特异性：归足太阴脾经，无穴位特异性。

别名：百虫窠、血郄。

穴名释义：血，指气血。海，百川皆归之处。穴为足太阴脉气所发，气血归聚之海，以治血证见长，具有统血摄血作用，故名。

定位：在大腿内侧，髌底内侧端上 2 寸，股内侧肌隆起处。（图 28）

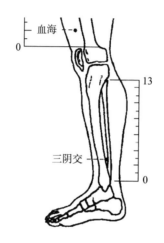

图 28　下肢腧穴一

解剖：在股骨内上髁上缘，股内侧肌中间，有股动、静脉肌支，布有股前皮神经及股神经肌支。

功能：健脾化湿，调经统血。

主治：月经不调，痛经，经闭，崩漏，股内侧痛，瘾疹，湿疹，丹毒。

操作：直刺 1～1.5 寸。

配伍：①配带脉，治疗月经不调；②配曲池、三阴交，治疗荨麻疹；③配梁丘、膝阳关、阴陵泉，治疗膝关节痛。

6. 阳陵泉

归经与穴位特异性：归足少阳胆经；为足少阳胆经合穴，胆之下合穴，八会穴之筋会。

别名：阳陵。

穴名释义：阳，指外侧。陵，指高处。泉，指水流自地而出。穴在膝下外侧，腓骨小头前下方凹陷处，为脉之所出，犹如阳侧陵下之深泉。与阴陵泉遥相对应，故名。

定位：在小腿外侧，腓骨头前下方凹陷中。（图29）

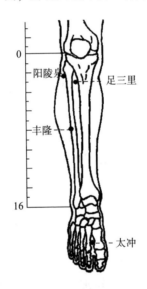

图 29　下肢腧穴二

解剖：在腓骨长肌、趾长伸肌中，有膝下外侧动、静脉，当腓总神经分为腓浅神经及腓深神经处。

功能：疏肝利胆，舒筋活络。

主治：黄疸，口苦，呕吐，胁痛，半身不遂，下肢痿痹，膝髌肿痛，肩痛，脚气，小儿惊风。

操作：直刺 1～1.5 寸。

配伍：①配环跳、风市、委中、悬钟、承山，治疗半身不遂、下肢痿痹；②配阴陵泉、中脘、期门、太冲，治疗胁肋痛；③配合谷、太冲，治疗痉病、破伤风。

7. 足三里

归经与穴位特异性：归足阳明胃经；为足阳明胃经合穴，胃之下合穴。

别名：三里、下陵、鬼邪。

穴名释义：三里，指三寸。本穴位于膝下三寸，故名。

定位：在小腿前外侧，当犊鼻下 3 寸，距胫骨前嵴外侧一横指（中指）。（图 29）

解剖：在胫骨前肌、趾长伸肌之间，有胫前动、静脉，布有腓肠外侧皮神经，深层为腓深神经。

功能：健脾和胃，扶正培元，理气降逆，通经活络。

主治：胃痛，呕吐，腹胀，泄泻，痢疾，便秘，膝痛，下肢痿痹，中风瘫痪，癫狂，咳嗽，痰多，乳痈，肠痈，虚劳。

操作：直刺 1～2 寸。

配伍：①配中脘、内关、公孙，治疗胃脘痛、反胃呕吐；②配百会、气海、脾俞、中脘，治疗内脏下垂；③配梁丘、肩井、太冲、合谷、膻中，治疗乳痈。

8. 丰隆

归经与穴位特异性：归足阳明胃经，为足阳明胃经络穴。

别名：无。

穴名释义：丰，有满的含意。隆，有盛的意思。足阳明是多气多血之经，为谷气隆盛之脉，至此处谷气丰溢出于大络，同时该穴处肌肉丰满而隆起，故名。

定位：在小腿外侧，外踝尖上8寸，胫骨前肌的外缘，条口外侧一横指处。（图29）

解剖：有趾长伸肌和腓骨短肌，浅层布有腓肠外侧皮神经，深层有胫前动、静脉和腓深神经的分支。

功能：健脾化痰，和胃降逆，止咳平喘，宁心安神。

主治：头痛，眩晕，癫狂，咳嗽，哮喘，腹痛，便秘，下肢痿痹。

操作：直刺1~1.5寸。

配伍：①配百会、脾俞，治疗痰浊眩晕；②配肺俞、膻中、尺泽、天突，治疗咳嗽、哮喘；③配神门、太冲，治疗痫病；④配内关、中脘，治疗呕吐。

9. 三阴交

归经与穴位特异性：归足太阴脾经，为足太阴经、足少阴经和足厥阴经的交会穴。

别名：太阴、承命、下三里。

穴名释义：穴为足三阴经交会处，故名。

定位：在小腿内侧，内踝尖上3寸，胫骨内侧缘后方。（图28）

解剖：在胫骨后缘和比目鱼肌之间，浅层有大隐静脉、小腿内侧皮神经，深层有胫后动、静脉、胫神经。

功能：健脾胃，益肝肾，调经带。

主治：肠鸣腹胀，泄泻，便秘，月经不调，经闭，崩漏，痛经，带下，阴挺，不孕，滞产，心悸，不寐，癫狂，小便不利，遗尿，遗精，阳痿，疝气，下肢痿痹，眩晕，水肿。

操作：直刺 1～1.5 寸，孕妇禁针。

配伍：①配合谷、足三里，治疗崩漏；②配关元、带脉、肾俞，治疗带下；③配合谷，治疗口眼㖞斜、半身不遂、缺乳；④配归来、太冲，治疗疝气。

10. 太冲

归经与穴位特异性：归足厥阴肝经，为足厥阴肝经输穴、原穴。

别名：大冲。

穴名释义：太，大也。冲，指冲盛。穴为肝经之原，当冲脉之支别处。肝主藏血，冲为血海，肝与冲脉，气脉相应合而盛大，故名。

定位：在足背，第1、2跖骨间，跖骨底结合部前方凹陷中，或触及动脉搏动。（图29）

解剖：在拇长伸肌腱与趾长伸肌腱之间，拇短伸肌腱的外侧，浅层有足背静脉网，足背内侧皮神经，深层有腓深神经和第1趾背动、静脉。

功能：平肝息风，舒肝养血。

主治：头痛，眩晕，中风，癫狂，小儿惊风，目赤肿痛，口㖞，胁痛，腹胀，黄疸，呕逆，疝气，月经不调，痛经，经闭，崩漏，癃闭，遗尿，下肢痿痹。

操作：直刺0.5～1寸。

配伍：①配合谷、风池，治疗头痛、眩晕、惊风；②配间使、期门，治疗胁痛；③配中脘、足三里，治疗胃痛、呕吐；④配神门、丰隆，治疗痫病。

三、躯干腧穴

1. 气海

归经与穴位特异性：归任脉。

别名：脖胦、丹田、下肓、肓原、下气海、气泽、膊胦、季胦。

穴名释义：气，指人身的元气与各种气病。海，是广大深远之意。穴居脐下，是处为先天元气之海，主治各种气病，故名。

定位：在下腹部，脐中下1.5寸，前正中线上。（图30）

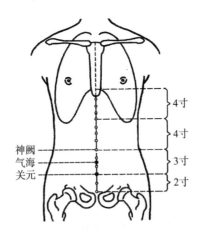

神阙
气海
关元

4寸
4寸
3寸
2寸

图30 躯干腧穴一

解剖：在腹白线上，有腹壁浅动、静脉，布有第11肋间神经前皮支的内侧支，深部为小肠。

功能：益气助阳，调经固精。

主治：中风脱证，虚劳羸瘦，腹痛，泄泻，疝气，遗尿，遗精，阳痿，月经不调，痛经，崩漏，带下，不孕。

操作：直刺 1~2 寸。

配伍：①配中极、关元，治疗阳痿；②配关元、归来，治疗带下；③配足三里、百会，治疗脱肛、子宫脱垂；④配中极、地极、三阴交、太冲、大敦，治疗痛经、崩漏。

2. 关元

归经与穴位特异性：归任脉；为小肠募穴，任脉与足三阴经的交会穴。

别名：下纪、丹田、三结交、次门、大中极、关原、大海、溺水、持枢、产门、脖胦、血海、血室。

穴名释义：为人身元阴元阳关藏之处，故名。

定位：在下腹部，脐中下 3 寸，前正中线上。（图 30）

解剖：在腹白线上，深部为小肠，有腹壁浅动、静脉分支，布有第 12 肋间神经前皮支的内侧支。

功能：培元固本，补益下焦。

主治：中风脱证，虚劳冷惫，羸瘦无力，眩晕，少腹疼痛，疝气，腹泻，痢疾，脱肛，便血溺血，尿闭尿频，遗精，阳痿，早泄，白浊，月经不调，经闭，痛经，阴挺，赤白带下，崩漏，消渴，五淋。

操作：直刺 1~1.5 寸，应在排尿后针刺，孕妇慎用。

配伍：①配中极、太溪、肾俞，治疗遗尿、癃闭、阳痿；②配合谷、足三里、气海，治疗中风脱证；③配足三里、阴陵泉、神阙，治疗泄泻。

3. 膈俞

归经与穴位特异性：归足太阳膀胱经，八会穴之血会。

别名：无。

穴名释义：膈，指横膈膜。俞，指腧穴。穴平第7胸椎棘突下，其位近膈肌，而主治膈病，故名。

定位：在背部，当第7胸椎棘突下，后正中线旁开1.5寸。（图31）

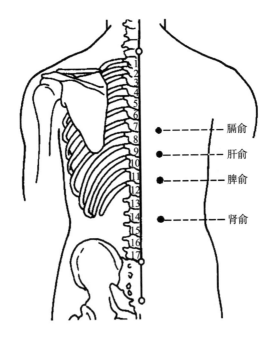

图31　躯干腧穴二

解剖：在斜方肌下缘，有背阔肌、竖脊肌，浅层布有第7、8胸神经后支的内侧皮支和伴行的动、静脉，深层布有第7、8胸神经后支的肌支和相应肋间后动、静脉背侧支的分支，更深层为胸腔。

功能：宽胸降逆，和血止血。

主治：呕吐，呃逆，胃痛，黄疸，咳嗽，气喘，潮热，盗汗，吐血，衄血，便血，贫血，背痛，脊强，瘾疹，皮肤瘙痒。

操作：向棘突或向下斜刺 $0.5 \sim 0.8$ 寸。

配伍：①配胃俞、血海、足三里，治疗贫血；②配曲池、三阴交，治疗皮肤瘙痒、荨麻疹；③配中脘、太冲、足三里，治疗呃逆；④配内庭、心俞，治疗胃热吐血。

4. 肝俞

归经与穴位特异性：归足太阳膀胱经，背俞穴。

别名：肝念。

穴名释义：肝，指肝脏。俞，指腧穴。本穴内应肝脏，为肝脏之气输注之处，是治肝疾之重要腧穴，故名。

定位：在背部，当第 9 胸椎棘突下，后正中线旁开 1.5 寸。（图 31）

解剖：浅层布有第 9、10 胸神经后支的皮支及伴行的动、静脉，深层布有第 9、10 胸神经后支的肌支和相应的肋间后动、静脉的分支，以及斜方肌、背阔肌、竖脊肌等，更深层为胸腔。

功能：疏肝利胆，明目镇静，养肝和血。

主治：眩晕，癫狂痫，胁痛，黄疸，脊背痛，角弓反张，转筋，目赤肿痛，目视不明，夜盲，吐血，衄血。

操作：向棘突或向下斜刺 $0.5 \sim 0.8$ 寸。

配伍：①配膈俞，治疗癫疾、胁痛；②配复溜、曲泉、太溪，治疗夜盲、暴盲；③配肾俞、绝骨、阳陵泉，治疗痿证；④配头临泣、内庭，治疗衄血。

5. 脾俞

归经与穴位特异性：归足太阳膀胱经，背俞穴。

别名：无。

穴名释义：脾，指脾脏。俞，指腧穴。本穴近脾脏，为脾脏之气输注之处，主治脾之疾患，故名。

定位：在背部，当第 11 胸椎棘突下，后正中线旁开 1.5 寸。（图 31）

解剖：有背阔肌、竖脊肌；浅层有第 11、12 胸神经后支的皮支及伴行的动、静脉；深层有第 11、12 胸神经后支的肌支，及相应的肋间后动、静脉分支。

功能：健脾统血，和胃益气。

主治：腹胀，纳呆，呕吐，泄泻，痢疾，便血，多食善饥，身体消瘦，黄疸，水肿，背痛。

操作：斜刺或直刺 0.5~0.8 寸。

配伍：①配太白、足三里，治疗腹胀、腹泻；②配公孙、中脘，治疗呃逆；③配神门、三阴交、心俞，治疗失眠；④配阴陵泉、中极，治疗水肿。

6. 肾俞

归经与穴位特异性：归足太阳膀胱经，背俞穴。

别名：高盖、少阴俞、肾念。

穴名释义：肾，指肾脏。俞，指腧穴。本穴近肾脏，为肾脏之气输注之处，主治肾之疾患，故名。

定位：在腰部，当第 2 腰椎棘突下，后正中线旁开 1.5 寸。（图 31）

解剖：浅层布有第 2、3 腰神经后支的皮支及伴行的动、静脉，深层布有第 2、3 腰神经后支的肌支和相应的腰动、静脉分支及背腰筋膜、竖脊肌等。

功能：益肾强腰，壮阳利水，聪耳明目。

主治：头晕，耳鸣，耳聋，慢性腹泻，气喘，腰痛，遗精，阳痿，不育，不孕，遗尿，癃闭，水肿，月经不调，带下，消渴。

操作：直刺 0.5～1 寸。

配伍：①配关元、太溪，治疗阳痿；②配脾俞、足三里、三阴交，治疗泄泻；③配委中、人中，治疗腰痛；④配关元、中极、三阴交，治疗遗尿。

第二节 面瘫的针灸疗法

临床主要根据面瘫的分期而采用不同的治疗方法，通常把面瘫分三个阶段，即急性期（发病 1～2 周内）、恢复期（2 周～6 个月内）和后遗症期（发病 6 个月以上）。

一、体针

（一）急性期

急性期以邪实为主，故以祛风祛邪、通经活络为治则。本证初起一周内，面神经炎症尚处于发展阶段，近端面部取穴宜少，以浅刺为主，手法宜轻，短时留针；远取肢体诸穴则可用泻法，强刺激，留针 30 分钟。发病第二周，近端面部取穴可增加，手法可以平补平泻，留针 30 分钟；远取肢体诸穴同前。

头面部取穴：阳白、翳风、太阳、攒竹、下关、牵正、地仓、颊车、迎香等，取患侧。

结合辨证分型选取其他穴位，肢体穴位可取双侧，头颈项穴位取患侧。

风寒袭络证：泻合谷、足三里、风池。

风热袭络证：泻合谷、足三里、曲池、外关，少商放血。

肝经湿热证：泻阴陵泉、太冲、曲池，翳风放血。

风痰阻络证：泻合谷、足三里、阴陵泉、丰隆、太冲。

气虚血瘀证：补合谷、足三里，泻血海、三阴交、太冲。

（二）恢复期

恢复期面瘫症状开始好转。此时，外邪渐去，正气未复，经络不畅，筋脉失濡，要以行气活血为主兼顾补虚。

采用循经取穴及局部面部取穴。可取百会、风池、翳风、神庭、阳白、鱼腰、四白、颧髎、太阳、下关、地仓、颊车、合谷、足三里、太冲等。

可用透刺方法，如阳白透鱼腰、太阳透颧髎、四白透地仓、地仓透颊车等。

不能皱眉加攒竹透鱼腰；鼻唇沟平坦加迎香；人中沟歪斜加水沟（针尖刺向患侧）；唇颊沟歪斜加承浆（针尖刺向患侧）；味

觉消失加廉泉；听觉过敏加阳陵泉、听宫。

多用平补平泻手法，留针 30 分钟。

（三）后遗症期

面瘫后遗症期由于久病气血耗伤，气虚无力推动血行，瘀血阻滞，筋络失养，或余邪阻滞，痰瘀互结，风痰阻络。治以益气活血为主，或辅以化痰息风。

选穴基本同恢复期，益气主选百会、气海、足三里、合谷；活血主选三阴交、血海、太冲；化痰主选阴陵泉、足三里、丰隆；息风主选风池、阳陵泉、太冲。

用穴可给予深刺、透刺。

二、电针

取穴：阳白与太阳、巨髎与下关、颊车与地仓三对穴位。

方法：两穴为一组，各向对方透刺，分别接阴阳电极，选择连续波，频率 5～10Hz，强度以患者面部肌肉微见跳动或能耐受为度，每次治疗 15～30 分钟。

适应证：适用于面瘫的恢复期和后遗症期。

三、皮肤针

治疗部位：取患侧阳白、攒竹、鱼腰、丝竹空、四白、地仓、颊车、牵正等穴；或者取面部瘫痪区；或者循经取面部足阳明经、足少阳经区。

方法：皮肤叩刺部位消毒，皮肤针在穴位局部叩刺；或循经叩刺。急性期可仅在耳后轻叩刺，皮肤微出血后拔罐。轻刺激或中度刺激适用于恢复期、后遗症期。重度刺激适用于后遗症期。

四、耳针

取穴：面颊、眼、口、肝、皮质下、肾上腺、枕。（图32）

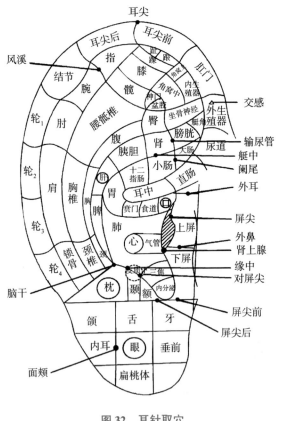

图32　耳针取穴

方法：毫针刺，留针30~60分钟，隔天1次或用揿针埋针1~2天，去针后休息3天，再如法埋针。

五、头针

（一）焦氏头针

取穴：运动区下 2/5。（图 33）

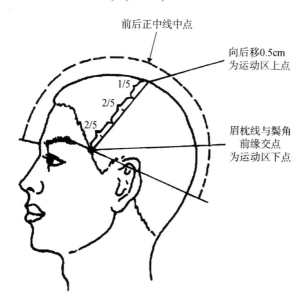

图 33　焦氏头针取穴

方法：毫针刺入皮下，快速推进到双侧运动区下方约 1 寸处，200 次/分钟速度持续捻转 1 ~ 2 分钟，1 小时后再捻转 1 次，共留针 2 小时。

（二）国际标准头穴

取穴：顶颞前斜线。（图 34）

方法：毫针从上而下进针，上 1/3、中 2/3、下 1/3 连续针入 3 ~ 5 针，根据病情确定补泻手法，即抽气法和进气法。留针

2～24 小时。

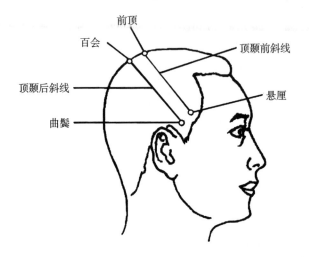

图34 国际头针取穴

六、眼针

取穴：肺区、上焦区。（图35）

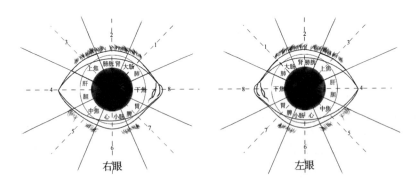

图35 眼针取穴

方法：眶外横刺法，留针 10 分钟。

七、割治

选取治疗部位：上部病变割患侧大臼齿对面颊黏膜；中部病变割患侧小臼齿对面颊黏膜；下部病变割患侧口角上下犬齿对面颊黏膜。新患割硬块或麻痹区，亦可按经络循行部位划割。向患侧歪斜者割健侧。

方法：用铍针或手术刀划割，做斜切口，深 0.1 ~ 0.3cm，长 1.0 ~ 1.5cm，小儿深度酌减。用拇指或其余四指按摩挤压患侧，用压舌板向下刮血。体壮者出血量可多，体弱者出血量少，至血色鲜红为止。

八、穴位埋线

取穴：患侧颊车、地仓、下关、翳风。

方法：采用 7 号一次性埋线针，4 – 0 号可吸收羊肠线剪成长 0.5cm 置于针管前端，选取穴位常规消毒，右手持针管快速刺入皮下，穴位得气后，右手推针芯，左手退针管，当针芯推尽后，快速拔出针管，羊肠线植入穴位内。出针后消毒棉签按压针孔防止出血，用输液贴封住针孔处。10 天治疗 1 次。

适应证：适用于面瘫的恢复期和后遗症期。

九、穴位注射

取穴：患侧阳白、颊车、地仓、太阳、翳风、下关、牵正。

药物：甲钴胺注射液、维生素 B$_1$ 注射液、维生素 B$_{12}$ 注射液、川芎嗪注射液等，选择其中一种。

方法：每次选取腧穴 3~4 个，注射器针头刺入穴位得气后，回抽无血，缓缓推入药液 0.2~0.5mL。隔日 1 次，交替用穴。

适应证：恢复期或后遗症期。

十、灸法

（一）温和灸

取穴：阳白、四白、颧髎、地仓、颊车、下关、合谷、足三里。

方法：艾条一端点燃，靠近穴位皮肤 2~3cm，以患者感觉温热舒适而无灼痛为度，每穴熏熨 10~15 分钟，穴位交替选用，至局部皮肤红晕。

适应证：风寒袭络、气虚血瘀证。

（二）隔姜灸

取穴：阳白、牵正、地仓、下关、颊车、颧髎、足三里。

方法：将鲜姜切成直径 2~3cm，厚 0.2~0.3cm 的薄片，中心用针穿刺数孔，上置小号艾炷点燃，放在穴位上施灸，艾炷燃尽后，易炷再灸，每穴灸 3 壮。每次选择 2~3 个穴位，两次治疗交替选穴。

适应证：面瘫恢复期、后遗症期。

（三）热敏灸

热敏腧穴探查方法：选择仰卧或侧卧体位，充分暴露地仓、颊车、阳白、翳风、颧髎、下关、合谷、足三里穴等，用点燃的艾条在距离皮肤3cm左右处施行温和灸，当患者感受到艾热发生透热（艾热从施灸部位皮肤表面直接向深部组织穿透）、扩热（以施灸点为中心向周围扩散）、传热（灸热从施灸点开始循某一方向传导）、局部不（微）热远部热（施灸部位不热或微热，而远离施灸的部位感觉甚热）、表面不（微）热深部热（施灸部位的皮肤不热或微热，而皮肤下深部组织感觉甚热）和非热觉（酸、胀、压、重、痛、麻、冷等）中的一种或一种以上感觉时，即为发生腧穴热敏现象，该探查穴点为热敏腧穴。重复上述步骤，直至所有的热敏腧穴被探查出。

治疗方法：选取上述热敏强度最强的2个腧穴实施艾条温和悬灸，每日1次，每次以热敏现象消失停灸（上限60分钟，下限30分钟）。

第七章 面瘫的中医护理

一、一般护理

护理内容参考第二章特发性面神经麻痹。

二、辨证施护饮食指导

1. 风寒袭络证

风寒袭络证患者宜食辛温祛风散寒的食品，如大豆、葱白、生姜等；忌食凉性食物及生冷瓜果等食品。

2. 风热袭络证

风热袭络证患者宜食疏风清热的食品，如丝瓜、冬瓜、黄瓜、赤小豆等；忌辛辣燥热的食品。

3. 肝经湿热证

肝经湿热证患者宜食清肝解毒利湿的食品，如新鲜绿叶蔬菜、西瓜、冬瓜、黄瓜、苦瓜、绿豆、红小豆、薏苡仁等；忌食腥发的食品。

4. 风痰阻络证

风痰阻络证患者宜食通阳泄浊的食品，如海参、海蜇、荸荠、白萝卜、百合、桃仁、蘑菇、柚子等；忌食肥甘厚味的食品。

5.气虚血瘀证

气虚血瘀证宜食益气活血的食品，如桃仁等；忌食辛香行窜、滋腻补血的食品。

三、中医特色治疗护理

针刺和电针治疗中注意观察患者可能出现的晕针、滞针、弯针、断针、血肿等现象，及时做出判断和处理。埋线治疗注意观察埋线局部的皮肤炎症反应。穴位注射治疗要注意晕针、过敏、局部发炎、化脓、溃疡等情况。艾灸治疗要随时询问患者有无灼痛感，及时调整距离，观察施灸部位，避免皮肤灼伤。拔罐治疗要注意观察拔罐部位，避免起水疱、严重瘀紫、刺血拔罐出现血肿等。

第八章 面瘫治疗的名家经验

一、彭静山

彭静山（1909—2003），著名针灸临床家。曾任辽宁中医学院（现辽宁中医药大学）针灸教研室主任、教授和附属医院针灸科主任、副院长，首批全国老中医药专家学术经验继承工作指导老师，1970 年首创眼针疗法。

彭静山总结出治面瘫十法。

1. 甩针挂钩法

该法用 5 寸长针由患侧颊车穴进针，沿皮透刺，针尖直对地仓穴，透刺以可以明显触摸到皮下针体为佳，在针尖距地仓穴 5 分左右，以一指按压皮肤，另手捏住针柄向一个方向旋捻几下，持针的手猛力向外一甩，则面颊皮肤堆累皱缩，使口唇及颜面渐趋正常。甩针次数，根据患者的耐力、瘫痪的程度而酌量，5～6 次至 10 余次。经过 5 分钟，被缠绕的面肌渐渐松散，轻提针，即可拔出。向外扯甩数次，将针向耳部拉紧，使面容恢复端正，让患者自己手捏针柄 20 分钟，效果更佳。

2. 睑唇点刺法

该法适用于眼睑闭合不全严重，或口㖞明显的患者。常规消毒，在患侧上睑用5分针，一手按紧睑皮一手持针轻轻斜刺，运作要快，像用针划过似的，一针一针地点着前进，切勿出血。再用一粗针，左手按紧口唇，右手点刺数十下，以微微见血为度。

3. 三睑疗法

①落睑：用左手拇指按压耳后乳突边缘，到受阻力不能再向下滑落时，此处是穴。用1.5寸针，针尖向同侧眼睛方向刺入。穴位准确，针刺得气时，眼睑可自然闭合。②点睑：见睑唇点刺法。③穿睑：上睑麻痹或痉挛，久治不愈时，可用穿睑法。用1寸30~32号针，从上睑内小心穿过，由内眦到外眦，或由外眦到内眦，须穿在眼睑皮的中层。三睑疗法用一种或全用，由病情轻重来决定。

4. 口腔泻血法

口唇麻痹较严重时，可用三棱针将患侧口腔黏膜刺破。出血量稍多点效果好，任其出净，不用漱口，并预防感染，每周可泻血1次。

5. **两点四围刺法**

患侧针四白、翳风二穴。口唇㖞得厉害时加两地仓透人中及承浆，口唇周围共4针，针尖互相接触。

6. **眼针疗法**

取穴：上焦区。操作：向上呈弧形线刺入5分达皮下。

7. **交经缪刺法**

该法主要在面部取穴，攒竹、丝竹空、阳白、四白、下关、颊车、迎香、承浆、大迎、地仓、合谷等穴，每次根据症状取穴3~4个，于健侧针刺。

8. 梅花针法

口眼㖞斜、面部知觉迟钝者，可以按面部经脉走行及瘫痪肌肉叩刺，以少量出血为度。

9. 牵正穴针罐结合施治法

牵正穴用三棱针点刺，再施以火罐，拔出少量瘀血。此法适用久病体质强壮者，对于久病体质较弱者，常用温灸牵正穴法。

10. 调整经络气血

将 1.5～2.0mm 的线香点燃，测定十二井穴旁的爪甲，或隔带小孔的厚纸测背俞穴，或以测定仪测十二原穴。测出经络虚实，再用以下二法调整：①将皮内针埋藏于虚侧背俞穴。②用毫针循经取穴，补虚泻实。

二、郑魁山

郑魁山（1918—2010），曾任甘肃中医学院（甘肃中医药大学）针灸系主任，甘肃省首届名中医，首批全国老中医药专家学术经验继承工作指导老师，号称"西北针王"。

郑魁山将面瘫分为急性期、迁延期（缓解期）和恢复期，按期辨治。

1. 急性期

面瘫初起，风邪旺盛，邪气方刚，此时若行局部刺激（患侧取穴），则邪不祛反助邪，由面肌瘫痪导致痉挛。故初期采用面部健侧取穴，可避邪气之锋芒。面瘫起病初 4～5 天内，取风池（两侧）用温通手法，使针感直达前额，且微微发汗，不留针，以疏通经络，发汗祛风。近取健侧地仓、颊车、迎香、下关等，手法宜轻，远取合谷用泻法，留针 10 ~ 15 分钟。

2. 迁延期(缓解期)

此时以患侧本经取穴为主，以疏通经络，活血化瘀。取风池（两侧），手法同急性期，头维透额厌，攒竹透鱼腰，阳白透丝竹空，四白透睛明，地仓透颊车，太阳、下关用平补平泻法。若患者年老体弱，可配足三里及对侧合谷，平补平泻，留针 10 ~ 15 分钟。

3. 恢复期

恢复期以补气养血祛风为主，不宜多穴位强刺激，否则会导致痉挛，留下后遗症。故仍以风池（两侧）为主，手法同急性期。再远端配穴，取对侧合谷、足三里及太冲等，用补法。若局部恢复欠佳者，对症取穴 1 ~ 2 个，如额纹未完全恢复者，可取阳白透丝竹空；眼睑闭合不紧，可取攒竹透鱼腰、四白透睛明等。一般隔 2 ~ 3 天针治一次，4 次左右就可完全康复。

三、杨甲三

杨甲三（1919—2001），著名中医学家，针灸学专家，北京中医药大学针灸系首任系主任，首批全国老中医药专家学术经验继承工作指导老师。

(一) 分期分经辨证论治

杨老根据面瘫的发病特点，将其分为三期：急性期、恢复期、后遗期。三期的辨治重点各有不同。

1. 急性期

急性期一般为发病的 5 ~ 7 天内。此期可辨为以少阳风热为主。虽然致病之邪可有风寒、风热之不同，但邪入少阳，少阳为阳经，风寒之邪侵袭少阳后容易随阳化热而成风热。面神经入内耳孔后进入面神经管，从茎乳孔出颅，其走行与少阳经分布相一致。面瘫的症状虽然表现为面部的肌肉瘫痪，但其初起之时病位却在耳后，故将面瘫急性期的辨治重点放在少阳经也是有道理的。

药物治疗的治法为清少阳风热。处方：柴胡、黄芩、防风、荆芥、牡丹皮、紫荆皮、丝瓜络、生甘草、地龙、僵蚕。若发病于夏季，暑湿为病，可加鲜藿香、鲜佩兰；湿热甚者，加龙胆草；便秘者，加生大黄。

针灸治疗的治法为疏散少阳风热，以手足少阳经腧穴为主。处方：风池、翳风、完骨、液门、听会、侠溪。

2. 恢复期

发病 5～7 天后，病情趋于平稳，进入恢复期。少阳风热已减，而以阳明经络不通为主，症状以面部肌肉弛纵不收、瘫痪不用为主要表现。阳明经走行部位恰为面瘫恢复期之病变所在。阳明经为邪气所壅滞，气血不得行于面，肌肉失养，则瘫痪不用。因此，将面瘫恢复期辨证重点责于阳明。

药物治疗的治法为疏通阳明经络，调气养血。处方：葛根、当归、赤芍、牡丹皮、白芷、地龙、鸡血藤、川芎、黄芩、炙甘草。暑湿之际，可加茯苓、白术。

针灸治疗的治法为调阳明经气血，以阳明经腧穴为主。处方：地仓、颊车、颧髎、牵正、阳白、迎香、攒竹、鱼腰、丝竹空、巨髎、翳风、合谷、冲阳。以上诸穴可交替使用，根据面部肌肉瘫痪部位，在病变局部重点治疗。

3. 后遗期

若1个月之后，病情无明显改善，则进入后遗症期，除可见恢复期的症状外，尚可见患侧面肌抽搐跳动、紧皱不舒，眼口同动之联带症状，或瘫肌挛缩，口角歪向患侧，出现倒错。此时，病情迁延不愈，病久入络，气血瘀滞，挟风扰动筋脉，肝血亏损，而见肌肉跳动或挛缩，为血虚风动之证。此期，病不仅在阳明，且入内而及肝脾。治疗时务必要养肝血，柔筋脉，健脾胃，搜风通络。

药物治疗的治法为养血柔筋，搜风通络。以八珍汤加味。处方：当归、白芍、生地黄、川芎、茯苓、白术、党参、炙甘草、木瓜、牡丹皮、葛根、蜈蚣、全蝎。

针灸治疗与恢复期相同，加取足三里、三阴交以养肝脾，气海加灸以补气。

（二）刺轻刺重有所不同

杨老针对面瘫各期不同的辨治重点，设计了有轻有重的手法，即"三刺"原则。

1. 一刺

面瘫急性期，多辨为少阳风热，取穴以耳后手足少阳经穴为主。其刺法为"一刺"以出阳邪。《灵枢·始终》说"一刺则阳邪去"，所谓"一刺"即浅刺，如《灵枢·官针》所说"先浅刺绝皮，以出阳邪"。可知"一刺"即过皮而已，不宜过深过强。急性期所选风池、翳风、完骨均浅刺轻刺，起针时如能出少许血更佳。液门、侠溪也浅刺。如遇耳后疼痛甚重，连及偏头一侧，可用梅花针在耳后完骨、翳风处叩刺出血，并拔罐以出更多血液；或多针浅刺皮内，以起针时出血为佳。上述方法可迅速减轻耳后疼痛，减轻局部水肿，缓解面神经的压迫。

2. 二刺

恢复期阳邪渐去，病入阳明，以阳明经络不通为主，治疗时不仅以阳明经穴为主，刺法也与急性期不同。其针刺较急性期稍深，即所谓"二刺"以出阴邪。病在阳明，属里属阴。《灵枢·官针》认为"二刺"为"再刺则阴邪出者，少益深，绝皮致肌肉，未入分肉间也"。"二刺"较"一刺"稍深，为皮下肌肉浅层。恢复期所选穴位以面部为主，此期在刺法上多用透针法，如地仓透颊车，阳白透鱼腰，攒竹透睛明，四白透睛明，颧髎透下关等。透针不仅减少穴位，一针透二穴，且其深浅恰在皮下肌肉浅层，与病变相应，刺激程度略重。恢复期末也可在穴位多捻转，稍强刺激，以通经络，活肌肉。但总体刺激不宜过强，以免引起肌肉抽搐挛动而成后遗症。

3. 三刺

当恢复期未愈转入后遗期，证属病久入络，肝脾受损。肝血虚，筋脉失养则拘挛抽动，脾不足则肌肉不得濡养，活动不利，紧皱不舒。针刺治疗时虽所选穴位与恢复期大致相同，但刺法却迥然有异。此期手法在面部穴位以皮内刺为主，稍强刺激，以激发经气，不宜在穴位进行深层刺激，以免加重抽搐挛动。《灵枢·始终》曰："脉实者，深刺之，以泄其气；脉虚者，浅刺之，使精气无得出，以养其脉，独出其邪气。"对远端配穴刺激则宜深宜强，如足三里、三阴交、合谷等均可刺至肌肉层，强刺激补法，以疏通经气，使气至病所。这当属"三刺"，正如《灵枢·始终》中说："三刺则谷气至。"《灵枢·官针》曰："已入分肉之间，则谷气出。"谷气乃水谷化生而来，有濡养之用，故谷气至则当守当补，不宜泻之。谷气充盛则经气旺盛，循环于周身而养四肢百骸、肌肉筋脉。

四、杨介宾

杨介宾（1929—2007），针灸名家，曾任成都中医药大学针灸临床教研室主任、成都中医药大学附属医院针灸科主任教授，首届四川省十大名中医，首批全国老中医药专家学术经验继承工作指导老师。

杨介宾用点刺刺血络法治疗陈旧性、顽固性面瘫。

患者取仰卧或仰靠位，先用双手拇食二指翻开上眼睑，使睑结膜充分暴露，用生理盐水棉签洗净后，选用28号1.5寸毫针或细三棱针，对准睑结膜，多针点刺，深度以针尖触及睑板为度，下眼睑结膜点刺方法与此相同，等距离点刺，以每一眼睑5～7针，出血量为针尖或王不留行籽大小一滴为宜。面颊部口腔黏膜点刺时，嘱患者张大口唇，充分暴露施术部位，经洗净后，左手拇食二指挟持患者患侧口角，以牙齿咬合线所对处黏膜为横轴，以第2磨牙所对处黏膜为起点。左手拇食二指持15cm长三棱针，中指托住针柄，用等距离点刺出血，以米粒大小5～7滴为宜，术后嘱咐患者吸吮黏膜所溢之血，并唾出之。隔3日施术1次，10次为1疗程。

五、盛灿若

盛灿若（1934—），江苏省中医院主任医师，江苏省名中医，第二、三、四、六批全国老中医药专家学术经验继承工作指导老师。

盛灿若自创"面三针"及"颊内穴"治疗面瘫。

"面三针"取穴方法。面瘫1：地仓穴下1寸，向颊车穴透刺，进针40~50mm；面瘫2：相当于大迎穴，向颧髎穴透刺，进针40~50mm；面瘫3：太阳穴下1寸，向四白穴透刺，进针30~40mm。各期均可取"面三针"，顺着面部肌纤维走向平刺行横透法。

面瘫后遗症期经常规针刺或其他治疗无明显改善时，多因面部经气激发不利，常取颊内穴（位于口中，嘴角水平向外1寸的面肌上，左右侧各有一穴）。毫针透刺面肌萎缩侧颊内穴10~25mm，针刺后嘱患者闭口留针30分钟。其常将颊内穴与翳风穴相配，组成经验对穴治疗面瘫后遗症。

六、张家维

张家维（1937—2017），曾任广州中医药大学针灸系主任、针灸研究所所长，广东省名中医，第四批全国老中医药专家学术经验继承工作指导老师。

张家维采用"三级埋线法"分级论治顽固性面瘫。先参考House-Brackmann标准对顽固性面瘫患者面神经功能进行分级评定。根据分级情况，选择不同的埋线术式。对于Ⅱ级、Ⅲ级患者，选用"三线九点埋线法"；Ⅳ级患者，选用"三角针埋线法"；Ⅴ级、Ⅵ级患者，选用"结扎埋线法"。

（一）三线九点埋线法

1. 定位

三竖线：患侧瞳孔直下取1线，为"阳明1线"；目外眦直下1线，为"少阳线"；耳前直下1线，为"阳明2线"。三横线：以患侧鼻翼外缘上点（约四白穴水平处）、水沟穴和地仓穴为定点，向后引沿面颊走行的水平线。以上三竖线及三横线相交，即得9个埋线穴点，并编号"阳明1线"，自上至下为1、2、3号点；"少阳线"，自上至下为4、5、6号点；"阳明2线"，自上至下为7、8、9号点。该穴位组合名为"张氏三线九点"。（图36）

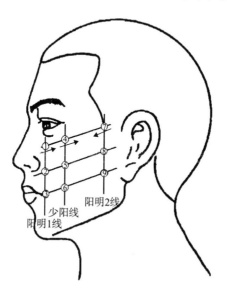

图36　张氏三线九点

2. 操作

患者取仰卧位，面部做好穴位定点并常规消毒后，将2cm长的3-0号可吸收性外科缝线置入7号一次性注射针头约1.5cm，右手持针，与皮肤表面呈30°角迅速刺入皮下，然后缓慢刺入，深度约2～3cm，待患者觉针下胀感明显时，即可退针，将线体埋在穴内。阳明1线及少阳线上的6个穴点向耳部方向透刺，阳明2线上的3个穴点向鼻部方向透刺。

（二）三角针埋线法

1. 定位

在"张氏三线九点"组穴的基础上，选取阳明1线及阳明2线上的1与7号、2与8号、3与9号共6个穴点分别作为埋线操作的进针及出针点。

2. 操作

患者取仰卧位，面部做好穴位定点，常规消毒铺巾后，以盐酸利多卡因注射液对6个穴点进行局部麻醉。采用型号为△1/2 11×24三角针，将长约30cm的3-0号可吸收性外科缝线一端穿进三角针尾部，另一端用止血钳夹住。左手捏起1号～7号两穴点之间的皮肤及肌肉，右手以持针器夹住三角针在1号穴点刺入皮下，穿过面部深层肌肉，从7号穴点穿出。用直剪紧贴1号、7号穴点皮肤，将线体剪断，松开左手，按揉局部，使局部产生酸胀感，则线体完全纳入肌肉中。在2～8号及3～9号穴点进行上述操作后，以95%酒精浸泡的纱块外敷术口并无菌包扎3～5天。

（三）结扎埋线法

1. 定位

主取颧髎、地仓和颊车 3 点，作为结扎埋线三角形的 3 个顶点。

2. 操作

患者取仰卧位，面部做好穴位定点，常规消毒铺巾后，以盐酸利多卡因对穴位进行局部麻醉。用手术尖刀在颧髎穴表皮做一长约 0.3~0.5cm 的纵行切口，用弯止血钳插入切口，摇摆止血钳进行钝性分离及轻柔按摩，以局部产生酸胀感为度。采用型号为△1/2 13×34 的三角针，将长约 60cm 的 3-0 号可吸收性外科缝线一端穿进三角针尾部，另一端用止血钳夹住。左手捏起颧髎与地仓两穴之间的皮肤及肌肉，右手以持针器夹住三角针从颧髎穴切口处入针，穿过面部深处肌肉，直至从地仓穴穿出。左手捏起地仓与颊车两穴之间的皮肤及肌肉，将三角针从地仓穴出口刺入，经过面部深处肌肉，直至从颊车穴穿出。左手捏起颊车与颧髎两穴之间的皮肤及肌肉，将三角针从颊车穴出口刺入，经过面部深处肌肉，直至从颧髎穴切口穿出。提拉线体两端，使埋置在面部的线体向颧髎穴收紧聚拢。将线体两端一起打结后，减掉多余线体，用止血钳将线结埋入切口中，此时三穴皮肤局部会形成"酒窝"。用镊子进行切口对皮后，以 95% 酒精浸泡的纱块外敷术口并无菌包扎 5~7 天。

（四）远近配穴

辅以配穴进行常规穴位埋线。近端颞额组配穴：上攒竹（即攒竹上1寸）、阳白、上丝竹空（即丝竹空上1寸）、上太阳（即太阳上1寸）、太阳和下太阳（即太阳下1寸），并加远端肢体组配穴：中脘、建里、章门、脾俞、胃俞、足三里、丰隆和飞扬。

操作：皮肤常规消毒后，将2cm长的3-0可吸收性外科缝线置入7号注射针头，快速破皮后，缓慢进针后出针。上攒竹透攒竹、阳白透鱼腰、上丝竹空透丝竹空，入针时针头与皮肤呈15°角；上太阳、太阳和下太阳，于太阳穴直刺，并以该穴为中点，上、下太阳穴做齐刺，呈入针时针头与皮肤呈30°角进针。余穴位埋线同常规操作。

术后要保持术区干燥与清洁，术后24小时复诊，每天清洁术口、换药，观察患者术口肿胀情况，排除感染，缓解患者治疗后的疼痛、紧绷等不适感。

（五）疗程

一般每30天治疗1次，3次为一疗程，治疗一疗程后再次评定H-B分级，拟行下一疗程方案。其间需根据患者面部线体吸收情况调整治疗间隔周期，若未完全吸收，可适当延长治疗周期至45天。

七、孙六合

孙六合（1938—2020），河南中医学院（现河南中医药大学）针灸推拿系创系主任，第三批全国老中医药专家学术经验继承工作指导老师。

（一）审因论治，辨证求因

孙六合根据周围性面瘫病因病机将其分为风寒袭络、热毒伤络、气血两亏三型。外感所致，治当温经散寒，祛风通络，一般针灸并用，主穴为足三里、合谷、风池、地仓、颊车、太冲。"邪之所凑，其气必虚"，故取足阳明胃经的合穴足三里补益气血；治风先治血，血行风自灭，阳明经多气多血，取手阳明经原穴合谷活血化瘀，祛风散寒；风池为足少阳胆经、阳维之会，阳维主一身之表；地仓透颊车疏通局部气血；足厥阴肝经"环唇内"，取本经之原穴太冲疏肝柔肝，调和本经之经气。证属热毒伤络者在上述主穴的基础上加大椎、曲池清热解毒泄热；证属气血两亏者加脾俞、胃俞健脾益气补血。

（二）辨经配穴，兼顾解剖

额纹消失及皱眉受限者取攒竹、阳白，疏通局部经络。眼睑扩大、不能闭目者取地机；地机为足太阴脾经的郄穴，可调脾经之气血，而眼睑属肉轮应脾。眼泪多者，取至阴、阴陵泉；足太阳膀胱经起于目内眦，止于至阴处，取之乃"上病下取"之意；阴陵泉为足太阴脾经的合穴，可健脾利湿以止泪。不能耸鼻、鼻根部麻痹者，必取内迎香、孔最；内迎香为局部取穴；"鼻为肺之窍"，孔最为手太阴肺经的郄穴，善调肺经气血。口漏风属口角漏者取地仓、梁丘；前者为足阳明胃经的经穴，后者为足阳明胃经的郄穴；两穴共调胃经之气血。口漏风属上唇旁漏者取迎香、水沟、温溜；下唇旁漏者取太溪、水泉，因颏部属肾，故下唇旁漏者取足少阴肾经穴以治之。咀嚼无力者局部取颊车透地仓、大迎透颧髎，远取后溪穴；后溪为手太阳小肠经之输穴，小肠经别颊上𫚖，抵鼻至目锐眦。面部发紧者配合灸法，温通面部经络。

依据解剖位置辨位配穴。面神经出茎乳孔后向前，自腮腺前缘呈放射状发出，支配面部表情肌。颞支支配眼轮匝肌、额肌、切眉肌、耳郭肌等。因此颞部肌肉瘫痪可在颞支支配部位选取阳白、攒竹、太阳、下关。颧支支配颧肌、眼轮匝肌、上唇方肌、压鼻孔肌等，因此，颧部肌肉瘫痪可选用四白、颧髎、下关、迎香。颊支支配颊肌、颧肌、口轮匝肌和其他口周围肌。因此，这些部位的肌肉瘫痪可选用颧髎、巨髎、水沟、牵正、地仓。下颌支支配唇肌，颌部症状重可选用地仓、颊车、承浆、大迎。

（三）创用新穴

对于面瘫后遗症形成的三角嘴，孙老创用"口内三针"疗法，能在短期内取得较好疗效。"口内三针"方法：取患侧内地仓（口角向后 0.4 寸，口腔内颊黏膜上取穴）、内水沟（口腔内，上唇系带的上 1/3 与中 2/3 交点处取穴）、内地仓与内水沟连线中点处。消毒后，用 40mm 毫针，针尖朝向患侧方向斜刺，进针 20~25mm，采用补法，得气后，留针 30 分钟，每日 1 次，10 日为一疗程。

孙老创用"口内三针"疗法，是根据阴阳互根互用理论，阳病治阴，阴病治阳。取内地仓、内水沟及两穴连线的交点，三穴均位于口内，属阴，以针刺补法，柔筋通络，补阴以助阳，达到阴阳互长、内外经气交通的目的，使经络气血畅通，从而治愈疾病。

（四）时间久者，割治治疗

孙老在临床上发现，面瘫久治不愈或者拖延时间过久的周围性面瘫患者，在其口腔黏膜上有一条紫黑色或有黑点发硬的白线，而在其部位上采用割治疗法，收效较好。方法：令患者端坐于椅子上，头略后仰，张口，常规消毒患侧齿颊部黏膜，用铍针在白色线状病变上每隔1cm上下划割1次，轻轻浅刺，使其出少量瘀血，用无菌干棉球清洁。嘱患者闭口，禁食1~2小时，隔日治疗一次。

（五）依据脉象，预防倒错

面瘫"倒错"现象，一般发生于面瘫后期，病程日久者。其患侧面肌跳动，自觉发紧，或肌肉痉挛，口角歪向患侧，此即为"倒错"。孙老认为在面瘫治疗过程中必须有意识地预防倒错，可经常诊脉，根据脉象大小决定针法以防止倒错。若两侧脉象基本相似，让患者休息几天，或双侧都行针刺；若症状基本相似，健侧脉强，则泻健侧，免刺患侧；若健侧脉强，而患侧症状较明显，则两边均刺，补患侧泻健侧。

八、王光鼎

王光鼎（1941—），曾任云南省中医院针灸科主任，针灸教研室主任，云南省名中医，第四批全国老中医药专家学术经验继承工作指导老师。

王老以辨证论治、针药结合、分期论治为原则，注重针灸药物结合。他在针灸方面以经络辨证为原则，以平衡阴阳、通调经络气血为重点；在中药方面以辨证论治为基础。分期分为早（发病2周以内）、中（2周~3个月）、后（发病3个月以上）。

在针灸治疗方面，依据"面瘫"的症状，王老认为主要的病位在阳明、少阳、太阳三经，针对"瘀"则局部取穴，以这三条经络的穴位为主，疏通这几条经络所属筋经的气血，濡养其所属的筋骨肌肉。但应注意手阳明经循行交叉的特点，"以左治右，以右治左"。针对"风"辨证取穴，以风池、翳风、风门等为主，祛风通络，对因治疗。如夹热邪的可加曲池、大椎等穴清热祛风；夹寒邪的可加肺俞、百会等穴散寒疏风；夹痰湿的可加阴陵泉、丰隆等化痰祛湿。循经远道取穴可取外关、合谷等疏调经筋。依据"病在浅则刺浅"的原则，早期刺浅，特别是局部取穴，以刺入天部为宜，中期以刺入人部为宜，后期以刺入地部为佳。

在辨证论治处方用药方面，王老紧扣主要病机，辨清"风""瘀"之间的关系，因此全病程使用僵蚕、全蝎、蜈蚣等虫类药。对于"风"邪，辨清"风"及其所夹他邪的关系，如夹热邪的应以辛凉透邪为原则，所选方药以银翘散、桑菊饮等为多；如夹寒邪的应以辛温解表为原则，所选方药以荆防败毒散、葱豉汤等为多；如夹痰湿的应以祛风除湿为原则，所选方药以半夏白术天麻汤、防风汤等为多。早期病机以外风为主，脉络瘀阻为次，治以祛风化瘀通络，常用银翘散、荆防败毒散等，同时使用丹参、赤芍、当归等活血之品；中期病机以脉络瘀阻为主，外风为辅，治以活血化瘀，疏风通络，因此常用通窍活血汤、血府逐瘀汤等，辅以荆芥、防风、羌活等疏风之药；后期病机以气血不足为主，络瘀脉虚为辅，治以补气养血息风，常用补阳还五汤、人参再造丸等，同时使用当归、三七、血竭等养血活血之物。

九、东贵荣

东贵荣（1950—），上海中医药大学附属岳阳中西医结合医院针灸科首席专家，上海市名中医，第五、第六批全国老中医药专家学术经验继承工作指导老师。

（一）"三期五段"分期论治

东老提出了面瘫"三期五段"的临床分期，即周围性面瘫早期（急性期、亚急期）、中期（恢复期）和后期（瘫痪肌肉联带运动期、瘫痪肌肉面肌痉挛期），审时循症，分期施治。

在早期急性期（1～7天）仅采用循经取穴，选取四肢和头部外周穴位：百会、风府、风池、合谷、太冲。面瘫发病初期，不采用面部局部针刺以防引邪入里。

从早期亚急期（发病8～15天）开始采用循经取穴、头部及面部外周取穴：百会、风府、风池、合谷、太冲、神庭、太阳、下关、翳风。此期为疾病的过渡时期，故在针刺运用方面也应做好"桥梁"的作用，开始从面部外周取穴，改善患者的症状及体征。

到中期（恢复期）（发病16～30天）时，此时导致周围性面瘫的外感风邪基本已祛，故采用循经取穴、头面部局部三线法取穴（图37）。循经取穴同早期亚急期。头面部局部三线是指从神庭、印堂、水沟至承浆，这些穴位在人体面部正中线上称为中线；阳白、鱼腰、承泣、四白、巨髎、地仓在面前旁正中一条线上，称为旁线；太阳、下关、颊车在面部侧面的一条线上，称为侧线。此三线贯通人体的任、督、阳明、少阳经脉，为周围性面瘫的治疗主穴。

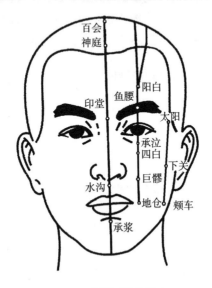

图 37　头面三线法取穴

面瘫后期（瘫痪肌肉联带运动期、瘫痪肌肉面肌痉挛期），"善用针者，从阴引阳，从阳引阴，以右治左，以左治右"，东教授主张此期针刺，应在患侧面部和健侧同时对称取穴，选穴与瘫痪肌肉联带或痉挛的部位对应，如眼轮匝肌痉挛取太阳、睛明；面颊痉挛取四白、下关；口轮匝肌痉挛取地仓、口禾髎。调整健患双侧经脉经气，使面部经气平衡，气血调和，倒错纠正，方能奏效。

（二）筋肉合治

东老提出筋肉合治论，即面瘫急性期肉弛筋缓，治宜荣筋养肌，取血海调血以荣面肌。后期筋急肉痿，治宜舒筋健痿，取筋之会阳陵泉以调筋急；取太冲以行肝胆之气，荣养面肌；取内庭以营脾胃而荣肌肉。

（三）善用百会，统经调阳

百会透太阳穴区，在头部贯穿顶、额、颞三区，刺激了百会、承灵、悬厘、太阳等穴，具有贯穿多穴的特点；并且跨越督脉、足太阳、足少阳三条阳经，又具有多经、多区的特点。这一穴区其经脉从头至足纵贯全身，具有统调一身之阳气的功能。"阴静阳动"，治疗瘫痪多首选阳经腧穴，调阳气以促动。

（四）重视刺法，远近配穴

东老强调周围性面瘫病在络脉、经筋，故针刺时当浅而疾之。病邪在表而针深入里，必引邪内陷而久治不愈，且易诱发面肌痉挛及联带运动。面瘫急性期，邪居浅表，治宜宣泻表邪，以浅刺为主结合循经选穴，针用泻法；面瘫亚急期，症状明显，病邪由表入里，邪正相争，行平补平泻手法；面瘫中期，外邪已祛，以扶正为主，结合急性期和亚急性期的针刺手法，针刺深度逐渐由浅入深，多以透刺，针用补法为主；面瘫后期，症状迁延不愈，正虚邪恋，治宜调理气血，患侧面部和健侧同时对称取穴，针刺手法为泻患侧、补健侧，意在损其有余，补其不足，疏调局部气血。

东老主张远近配穴，即病灶局部取穴多以病症为主，远端配穴多以病因为度。如发病前有感寒病史者多为风寒之证，取风池以祛风散寒；继发于外感发热、牙龈肿痛及耳后疼痛者，多属风热之证，取外关以祛风清热、舒筋活络。

东老重视调理阳明。阳明经循面，乃多气多血之经。故在面瘫各期进行治疗时皆配以泻合谷以泻手阳明之火的刺法。而足阳明经合穴足三里重在调理脾胃，壮气血生化之源，因而对于中后期面瘫处于气血虚弱、虚中夹瘀的病理状态，取双侧用补法，可补气活络、扶正祛邪。

对于面瘫后期，应尤其注重背俞穴的使用。背俞穴有调理五脏、补益正气的作用。面瘫后期病情迁延不愈，患者思想负担重，体倦乏力，甚则心烦懊恼。此类患者面色多偏萎黄，舌质多暗淡，脉多沉细或弦细。据此，东老从背俞中精选了心俞、肝俞、腰阳关穴。心主神明，其华在面，其充在血脉；肝，其充在筋，开窍于目。调心俞能宽胸理气，通络安神，以荣面肌；肝俞能息风止痉，补益肝血，养血柔肝而止痉。腰阳关主一身之阳气。

十、贾跃进

贾跃进（1958—），山西中医学院（现山西中医药大学）附属医院主任医师，山西省名中医，第六批全国老中医药专家学术经验继承工作指导老师。

贾老运用乾坤针法治疗面瘫，针法突出阴阳平衡的辨证思想，以简驭繁，将"乾属阳，坤属阴，乾坤相对，相辅相成"从而达到阴阳和调的主旨，贯穿于辨证取穴、进针、行针等整个治疗过程。取穴时，以乾坤双穴为一单位，而且要阴阳、左右、上下配伍。

1. 乾坤针法取穴

常用的乾坤双穴配伍：百会与三阴交（诸阳之会与诸阴之

交)、阳白与风池（足少阳经前与后）、四白与地仓（足阳明经上与下）、巨髎与颊车（足阳明经上与下）、承浆与水沟（任脉与督脉）、合谷与足三里（手阳明经与足阳明经）。

2. 乾坤针法手法

进针得气后，医者用拇指、食指捏住针柄，使针柄正对医者劳宫穴，左右手各持乾坤穴上相对应的一针。然后医者调息，集中思想，将丹田之气运于劳宫，左右手相互对应，不提插捻转，使劳宫气通过针体达到穴中，从而推动经气运行，达到交通经气、阴阳贯通、经络舒畅的效果。在治疗过程中，医者与患者均能获得较强的得气感。医者双手下沉紧，患者的治疗部位上可见沿经络走行的肌群颤动或浅表血管的波动（可将乾坤针法直接作用于经筋）。另外，患者治疗穴位上除有一般的酸麻胀痛外，常自觉有电击感或温热感迅速沿经传导。

3. 乾坤针法治疗疗程

每次治疗取穴不宜过多，以 3～6 组为宜，1 次/天。每次治疗行针时间一般为 10 分钟左右，留针 30 分钟。

十一、吴旭

吴旭（1940—），江苏省中医院主任医师，江苏省名中医，第四、第五、第六批全国老中医药专家学术经验继承工作指导老师。

吴老擅使用电针治疗周围性面瘫，见解独到。其面部电针取穴标新立异，命为"四边穴"，并由此形成了独特的理论体系——"四边五行"电针理论。

1. 二阳筋急,邪正相引

吴老指出本病病位在面部，与阳明、少阳经筋相关，属于"经筋病"范畴。基本病机为二阳筋急，口目为僻。周围性面瘫的治疗首先应"从筋论治"，治疗原则为祛邪扶正，侧重祛风。吴老独创"筋刺"，选取位于神经走行上的穴位，如"四边穴"的应用，通过补泻手法多向调节，量法有度。恢复期加以电针，通过电流产生的"场"促进神经苏醒、恢复，从而用于治疗经筋病。还要注意与祛风穴位配合使用，以祛邪扶正疗疾。

2. 三肌联动,点面合胃

面部肌群分为上中下三组，统称为"面三肌"。吴老"从筋论治"，联系"三肌"，在面部选取了 4 个穴位作为面部电针取穴的部位，并将其称为"四边穴"，包含两组共 4 个穴位，均取自患侧：阳白、迎香；下关、地仓。其中迎香与下关承上启下，为联动三肌之枢纽。

"四边穴"均位于面神经走行部位。阳白位于面神经颞支；迎香与地仓于面神经颊支；下关位于面神经主干。四穴联系三肌，阳白位于面上肌群，迎香、下关位于面中肌群，地仓位于面下肌群。此四穴可使面三肌产生联带运动，加之电针所产生的带有能量、质量、动量的"场"，可充分刺激患侧面肌，有利于预后。从经络脏腑角度分析，"四边穴"均为阳明、少阳之穴，位于经筋结聚之处，统汇于"胃"，共通"足阳明胃"之经气，使脉气顺、经筋调，疾病速愈。

3. 法随期变,穴由五行

常规治疗中，吴老仅在面瘫恢复期（发病 1 周至 3 个月）使用电针。究其缘由，他认为急性期使用电针易加重局部水肿，加快疾病进展。后遗症期使用对局部面肌刺激大，更易造成"倒错"及面肌痉挛等。恢复期，面神经缺血、水肿进入平台期，疾病向愈，此时应用电针可兴奋神经，加强肌纤维收缩，促进渗出吸收，缩短病程。电针应用通常面体交替。四肢部电针取穴通常以合谷、太冲、足三里和三阴交为主，随证选用。面部取穴则以"四边穴"为主。

吴老以五行理论描述"四边穴"。阳白属木，迎香属金，下关属火，地仓属水。四白属土，为四边穴之中心，临床应用时不加电针。

4. 补虚泻实，先后有序

吴老以"四边穴"为基础，将五行理论与针灸补泻手法相结合，对周围性面瘫进行分型论治。将其分为三型：风邪阻络型、肝肾阴虚型、肝气郁结型。风邪外袭当先泻后补，肝肾阴虚当先补后泻，肝气郁结治以泻法为主。

五行理论在治疗中的应用主要体现在根据五行生克决定针刺顺序及针刺补泻手法，均以"生木"或"克木"作为起始点，盖肝主筋，与周围性面瘫关系密切。补法时针刺顺序为地仓、阳白、下关、四白、迎香；泻法时针刺顺序为迎香、阳白、四白、地仓、下关。

补法针刺操作：地仓斜刺进针，浅层得气后，随之缓慢进针13～20mm，再迅速退针至浅层，反复施行，以患者自觉局部酸麻热胀或蚁行感为度。用押手提起患侧额部皮肤，刺手持针平刺入阳白穴内13～20mm，得气后，重插轻提。刺手持针直刺入下关穴内 13～25mm，得气后，在针下得气处，拇指用力向前捻转，指力下沉，然后拇指轻轻向后还原。迎香徐徐进针，略向内上方斜刺 8～13mm。

泻法针刺操作：迎香徐徐进针，略向内上方斜刺 13～20mm。用押手提起患侧额部皮肤，刺手持针平刺入阳白穴内 13～20mm，得气后，轻插重提，将针退至浅层，再依次向攒竹和鱼腰方向斜刺。地仓快速斜刺进针 13～20mm，得气后，缓慢退针至浅层，反复施行，以患者自觉局部酸麻重胀为度，然后向颊车穴透刺留针。

电针：毫针得气后，连接电极。阳白接负极，迎香接正极，下关接负极，地仓接正极。选连续波，打开电源开关，从零开始逐渐加大电流强度，以患者耐受为度，持续通电 30 分钟。

第九章 面瘫中医治疗中的思考

一、面瘫针灸治疗的介入时间

关于周围性面瘫的分期，目前绝大多数学者认同的观点是发病 7 天内为急性期，8 ~ 14 天内为静止期，15 ~ 30 天为恢复期，3 个月以上为后遗症期。

学者们争论的焦点，主要就是周围性面瘫急性期是否能够进行针灸治疗，尤其是在患部进行针刺。

有学者提出在急性期最好不介入针刺，认为急性期机体与病邪相抗争，筋脉空虚，正不胜邪，此时针刺易伤正气，从而导致虚则更虚，邪则更胜；此外，他们认为，在这一期，面神经水肿逐渐达到高峰，早期针灸强刺激会加重炎性水肿，导致局部营养物质供应不足及微循环受阻，反而加重病情；而到了静止期和恢复期开始针刺，患者受益更多。

大多学者认为急性期不必禁止针灸治疗，只是应该选用恰当的方式。在选穴时应以整体取穴为主，多取肢体及健侧穴，以扶助正气，患侧面部应少取穴，并且用轻刺、浅刺的方法，行针时间短一些，一般不用电针，可在患处用艾条温和灸。目前，对于经筋排刺和透刺法在急性期周围性面瘫的临床应用是存在争议的；其他疗法，如循经远取针刺、翳风刺络拔罐、浅刺法或毛刺法、艾条灸法等在临床文献报道中得到普遍认可，使用频率较高。

所以，急性期是治疗周围性面瘫的关键期，急性期的正确治疗措施是会直接影响疗效和预后的。

在恢复期，邪祛正复，宜以补气养血为主，佐以祛风通络。针选穴可多，针刺可深，手法可重，留针时间也应较初期延长，局部可采用针刺透穴法或加用电针。

后遗症期多属气血不足，余邪未尽。此时病症多已固定，面部神经、肌肉的功能处于抑制状态，甚则面肌萎缩。治则以补法为主，针刺以重刺为主，进针达面肌深层，电针可适量加大刺激量，延长留针时间，也可采用透穴电针疗法，或面部叩刺治疗。

二、电针治疗面瘫的介入时间和参数、穴位选择

1. 电针介入时间

电针在周围性面瘫的治疗中应用广泛，但是在周围性面瘫急性期是否该应用电针仍存在争议。

有学者认为，面瘫早期的电针刺激，会使面神经膜的渗透加快，出现脱极现象，导致面神经膜渗透改变，而使阴阳离子重新排列组合，致局部组织出现持续充血状态，降低了神经的兴奋性，而使面神经细胞疲劳，有可能延误或加重病情。有研究发现，早期电针治疗大大提高了周围性面瘫后期并发症的发生率，其中以面肌痉挛最为明显，且存在进行性发展的趋势。因此，不主张面瘫急性期行电针治疗。

也有学者认为面瘫急性期应用电针可以促进面瘫恢复，但电针刺激量不宜过大，急性期宜选择面神经末梢穴位，如地仓、太阳、迎香等，不建议选择面神经主干附近穴位，其可能加重面神经的水肿。

总的来看，对于急性期面瘫的电针应用还是应该谨慎保守。

2. 电针参数选择

临床上常用的电针波形有 3 种：连续波、疏密波和断续波。3 种波形各有特点，且均对此病疗效显著。

疏密波交替出现的电流能加速血液循环，调节组织营养代谢；断续波可产生强烈的震颤感，对神经肌肉的兴奋较其他波形作用更强；连续波中疏波可促进神经肌肉功能恢复，密波能缓解面部肌肉和血管痉挛。

有学者认为，针对不同时期的面瘫患者，使用不同的电针波形治疗，更有利于缩短疗程，提高治愈率。有研究发现，在周围性面瘫病情进展急性期多以疏密波为主，其作用是抗炎镇痛；恢复期时多以断续波为主，用于肌肉兴奋；在面肌兴奋性恢复后，转为疏波兴奋运动神经元；后遗症期以密波缓解面肌痉挛。

但是，目前对于电针治疗周围性面瘫波型的选择还没有统一的定论，哪一种波型更有优势尚待研究。

关于治疗时间，目前大多数学者应用电针治疗面瘫急性期一般控制在 10～15 分钟，恢复期及后遗症期 20～30 分钟。一般 6～10 天为一疗程，治疗 2～4 个疗程。

在电针的强度上主要有三个标准。一是以患者耐受为度；二是以患者感觉肌肉微微收缩、局部有酸胀感为度；三是以医者能见到患者面部肌肉能收缩到正常位置为度。临床以前两个标准常用。

3. 电针治疗面瘫的穴位选择

临床电针治疗面瘫的选穴大部分以面部腧穴为主。常用的组穴有地仓—颊车、地仓—下关、太阳—阳白、阳白—攒竹、攒竹—丝竹空、阳白—四白、颧髎—下关、迎香—地仓等。临床上常选取上述穴位中的 2～3 组给予电针刺激。

三、牵正散在面瘫中的应用价值

南宋杨倓将家藏医方分类编次，并增入其他验方，编撰《杨氏家藏方》。书中"卷一"载："牵正散治口眼㖞斜。白附子、白僵蚕、全蝎去毒，各等分，并生用。为细末，每服一钱，热酒调下，不拘时候。"

牵正散的治则是祛风、化痰、止痉，有息风止痉、虫类搜剔、通经活络的功效。方中白附子又名禹白附，辛、甘、温，有毒，能燥湿化痰，祛风止痉，解毒散结，用于风痰壅盛之口眼㖞斜、破伤风、眩晕头痛及痈疽肿毒、毒蛇咬伤等；白僵蚕咸、辛、平，能息风止痉，祛风止痛，化痰散结，用于抽搐惊痫、中风口眼㖞斜及头痛、咽痛、风火牙痛、疮疡痰核等；全蝎辛、平，有毒，能息风止痉，攻毒散结，通络止痛，用于急慢惊风、中风口眼㖞斜、破伤风、疮疡肿毒、瘰疬结核、偏正头痛、风湿顽痹等。三味药合用，性味偏温偏燥，适用于风痰阻络、经隧不利之证。

《医方考·卷一·中风门第一》载牵正散曰："斯三物者，疗内主之风，治虚热之痰，得酒引之，能入经而正口眼。又曰：白附之辛，可使驱风；蚕、蝎之咸，可使软痰；辛中有热，可使从风；蚕、蝎有毒，可使破结。医之用药，有用其热以攻热，用其毒以攻毒者，《大易》所谓同气相求，《内经》所谓衰之以属也。"

牵正散并非适用于面瘫之所有证型，其方主要有祛风化痰止痉之功用，相对来说更适用于风痰阻络型面瘫。主要症状当以风动、痉挛、抽搐为特点。

但是，风痰有两种，外风挟痰与内风挟痰。若以此方治外风挟痰面瘫，外风可以理解，所挟之痰则应是内生之痰，此种类型在面瘫发病之中并非常有。其祛痰之力虽大，但以此方疏散外风之功又不及续命汤类与川芎茶调散。若以此方治内风挟痰，又缺少养阴柔痉之品，似不及镇肝熄风汤与大定风珠完备。

再看面瘫的不同分期，其病机和症状表现各有特点，治疗重点也有区别。面瘫急性期（发病1~7天），多由体虚正气不足，卫外不固，外邪入络，筋脉失养，发为面瘫，是正虚邪实的表现，治疗以祛邪为主。第2阶段为静止期（发病8~14天），此时病情平稳，各种急性期之症状相对稳定，治疗应以疏通经络为主。第3阶段为恢复期（发病15~30天），大部分先前症状改善，属邪去正复，应予以补气养血，佐以祛风通络。第4阶段为兼并症期（发病30天后），少数患者病情严重，或因前期失治、误治、年老体虚等原因，虽经多种方法治疗，病情迁延未见好转，还可能出现兼并症，如面肌挛缩与抽搐、联带运动、倒错现象等，在第4个阶段更易于表现为风动痰阻特点，这个时候才是适合使用牵正散的。

许多临床医师凡遇面瘫，不问辨证，首选牵正散加减，每方必用白附子、僵蚕、全蝎，没有抓住主要矛盾，南辕北辙，必然事倍功半，甚至误治导致预后不理想。

800 多年来牵正散备受医家推崇，似乎面瘫非其不治，一是得益于方名起得好，医家和患者都喜欢；二是治疗疾病选得好，是一个不治疗都能好到十之八九的常见病。这样就很容易把功劳归于此方，甚至忽视了方中三味中药两味有毒的弊端，再加上方药理论层面能自圆其说，少有医家敢于质疑。

四、小儿面瘫的治疗

小儿面瘫的治疗需要考虑的问题较多。小儿对针刺和口服药物治疗的接受程度低，治疗依从性差，所以选择适合的方法尤为重要。小儿的生理特点与成人有异，治疗原则也要有所区别。

1. 用药

小儿脏腑娇嫩，形气未充，用药需审慎。大苦、大寒、大辛、大热、攻伐和有毒之品，既能损伤小儿生生之阳气，又可耗损真阴，均须慎用。小儿脾常不足，消化力弱，过用苦寒，则有伤脾败胃之虞。

小儿脏气清灵，随拨随应，对药物的反应往往比成人灵敏，不宜过量或久服，方药要随时调整，中病即止。用药要轻灵，处方要简化，选药要精当。如风寒袭络，选紫苏叶、芫荽、葱白、荆芥、防风等；风热袭络，选桑叶、薄荷、荆芥、防风、金银花、蝉蜕等。药味宜少，每剂药一般 5~7 味，多则不超过 12 味。药量宜轻，一般 3~6g，根据体重考量。要选择质轻、味薄之品，注重中药的口感，良药苦口，患儿不吃也难奏其攻。

2. 用针

小儿为纯阳之体，生机蓬勃，脏气清灵，随拨随应，对治疗比较敏感，况且小儿宿疾较少，病情相对单纯。因此在治疗时取穴要少，针刺轻浅，稍做甚至不做手法，快出针，不留针或者短时留针。小儿脏腑娇嫩，形气未充，切忌治疗过度，矫枉过正，损伤脏腑经络，造成面肌痉挛，甚至形成"倒错症"。

小儿选穴大致参考成人，此外还要重视背俞穴的应用。本病虽病位浅在面部筋肉，但其本源在于脏腑功能紊乱而致气血失调，筋脉失养，所以治疗时应注重脏腑的整体调理，疏调气血。针刺背俞穴可激发脏腑经气，调整脏腑功能盛衰，以促疾病向愈。针刺时常选脾俞、肝俞和肾俞进行快速点刺，还可以避免小儿的心理恐惧和哭闹。

3. 用灸

灸法治疗中常使用艾条灸，且取穴宜少而精。临床常选用翳风、颧髎、足三里等穴，常用于风寒外袭型。

4. 推拿

推拿的穴位选择主要有太阳、迎香、颊车、翳风、风池、阳白、地仓、下关、鱼腰、四白、攒竹、合谷、足三里、太冲等。推拿手法可用一指禅推法、点法、按法、揉法、擦法、磨法等。治疗时间每次15~30分钟，每日1~2次。还可配合捏脊，重点在膀胱经线上，调理脏腑气血，疏通经络。

5. 其他外治法

①鲜鳝鱼血、乳香末适量。拌匀备用，涂敷患侧地仓、颊

车、下关、颧髎、大迎、巨髎等穴。1日1次，连用5～15次，适用于各型面瘫。

②桂枝6g，麻黄6g，川芎15g，防风12g，防己6g，附子4g，荆芥6g。上药共为细末，葱白捣泥调和，握手心，令微汗。1日1次，10次1疗程，适用于风寒袭络的面瘫。

小儿面瘫要采取综合疗法，针刺、中药、灸法、耳穴压豆、按摩、贴敷等灵活应用。

五、妊娠期面瘫的治疗

妊娠期脏腑经络气血汇聚胞宫，冲任偏盛而阳明经气不足，易使外邪乘虚而入。卫外不固，脉络亏虚，风邪乘虚袭入头面经脉，导致经气阻滞，气血痹阻，筋肉失养，迟缓不收而发病。

相较于非妊娠期，妊娠期贝尔麻痹的发生率更高，预后更差，因此治疗至关重要。虽然早期口服糖皮质激素有助于面瘫的康复，然而孕妇使用激素的安全性尚存争议。考虑药物治疗对妊娠妇女和胎儿的影响，中医外治法可作为妊娠期面瘫的首选治法。

中医外治法治疗妊娠期面瘫，多以局部浅刺、艾灸为主，常配合推拿、闪罐疗法，安全性好。

1. 针刺

针刺取穴以面部三阳经穴为主，远道穴位应用较少。下腹部、腰骶部及合谷、三阴交、肩井、昆仑和至阴等有催产、下胎功效的穴位均不宜针刺。

针刺手法上，刺激量要小，以浅刺为主，不宜使用电针。

2. 艾灸

施灸部位可选择头面局部穴位及督脉穴。局部选穴以翳风、下关穴最为常用，行温和灸振奋头面部之经气。督脉选大椎和神道之间回旋灸，以温通督脉，激发阳气。

3. 推拿

面部穴位按摩手法宜轻柔，以穴位点按法和揉法为主。在颈项部、督脉和膀胱经行点、按、揉、拿等手法，重点在风府、大椎、翳风、风池、大杼、风门等穴。

4. 闪罐

闪罐治疗选择面部平坦或肌肉相对丰厚处，如额部或颊部，以皮肤潮红为度。

总之，中医外治法在妊娠期面瘫的治疗上安全性好，是易于被患者接受的治疗方法。

参 考 文 献

[1] 孙忠人. 神经定位诊断学 [M]. 北京: 中国中医药出版社, 2011.

[2] 贾建平. 神经疾病诊断学 [M]. 北京: 人民卫生出版社, 2017.

[3] Peter Duus. Duus 神经系统疾病定位诊断学——解剖、生理、临床 [M]. 刘宗惠, 徐霓霓, 译.8 版. 北京: 海洋出版社.2006.

[4] 杨万章. 周围性面神经麻痹诊断、评价与分期分级治疗 [J]. 中西医结合心脑血管病杂志, 2017, 15 (3): 257 - 263.

[5] 中华医学会神经病学分会, 中华医学会神经病学分会神经肌肉病学组, 中华医学会神经病学分会肌电图与临床神经电生理学组. 中国特发性面神经麻痹诊治指南 [J]. 中华神经科杂志, 2016, 49 (2): 84 - 86.

[6] 于芳苹, 赵迎春. 特发性面神经麻痹的药物治疗进展 [J]. 卒中与神经疾病, 2021, 28 (1): 133 - 135.

[7] 韩维举. 贝尔面瘫的诊断和治疗进展 [J]. 中华临床医师杂志, 2009, 3 (9): 1435 - 1444.

[8] 史文峰. 贝尔麻痹的病因学说和治疗方法回顾 [J]. 中

国医药指南, 2008, 6 (1): 3-5.

[9] Holland NJ, Weiner GM. Recent developments in Bell's palsy [J]. British Medical Journal, 2004, 329 (7465): 553-557.

[10] Mutsch M, Zhou W, Rhodes P, et al. Use of the inactivated intranasal influenza vaccine and the risk of Bell's palsy in Switzerland [J]. New England Journal of Medicine, 2004, 350 (9): 896-903.

[11] Seddon H J. A Classification of Nerve Injuries [J]. British Medical Journal, 1942, 2 (4260): 237-239.

[12] KRASNA M J, FORTI G. Nerve injury: injury to the recurrent laryngeal, phrenic, vagus, long thoracic, and sympathetic nerves during thoracic surgery [J]. Thorac Surg Clin, 2006, 16 (3): 267-275.

[13] 余青云, 洪铭范, 程静. 贝尔麻痹患者早期瞬目反射、面神经电图的改变及其与面神经功能损害的关系 [J]. 中国康复理论与实践, 2014, 20 (7): 663-666.

[14] 中华医学会神经外科学分会神经生理监测学组. 面神经功能损伤电生理评估中国专家共识 [J]. 中华神经外科杂志, 2022, 38 (6): 541-549.

[15] 于春刚, 李健东. 颞骨高分辨率 CT 在周围性面瘫诊治中的应用 [J]. 中华耳科学杂志, 2019, 17 (5): 763-767.

[16] 刘志丹, 王萍, 何江波. 医学影像与数字图像分析技术在面瘫诊治研究中的应用 [J]. 中国中西医结合影像学杂志, 2015, 13 (5): 564-568.

[17] 刘中林，于京隔，李静，等. Bell 面瘫和 Ramsay-Hunt 综合征的 MRI 表现 [J]. 临床放射学杂志，201，30（8）：1120－1123.

[18] 王正敏. 面神经功能试验和电试验 [J]. 中国眼耳鼻喉科杂志，2010，10（3）：201－204.

[19] House JW. Facial nerve grading systems [J]. Laryngoscope，1983，93（8）：1056－1069.

[20] Satoh Y，Kanzaki J，Yoshihara S. A comparison and conversion table of "the House-Brackmann facial nerve gradiong system" and "the Yanagihara grading system" [J]. Auris Nasus Larynx，2000，27：207－211.

[21] Coulson S，Croxson G R，Adams R，et al. Reliability of the "Sydney" "Sunnybrook"，and "House Brackmann" facial grading systems to assess voluntary movement and synkinesis after facial nerve paralysis [J]. Otolaryngology Head Neck Surgery，2005，132：543－549.

[22] 高志强. Bell 氏麻痹的诊断、鉴别诊断与治疗 [J]. 继续医学教育，2006，20（20）：60－63.

[23] 邓兵梅，彭凯润. Ramsay Hunt 综合征 [J]. 广东医学，2008，29（12）：1946－1947.

[24] 黄选兆，汪吉宝，孔维佳. 实用耳鼻咽喉头颈外科学 [M]. 2 版. 北京：人民卫生出版社，2008.

[25] 王永炎，张伯礼. 中医脑病学 [M]. 北京：人民卫生出版社，2007.

[26] 邱茂良. 中国针灸治疗学 [M]. 南京：江苏科学技术出版社，1988.

[27] 章海凤，宣逸尘，黄建华，等. 热敏灸治疗周围性面瘫（急性期）不同灸量的临床疗效观察 [J]. 中华中医药杂志，2019，34（12）：5990 – 5992.

[28] 张明波. 彭静山治疗面瘫十法 [J]. 辽宁中医药大学学报，2010，12（8）：11 – 12.

[29] 陈跃来，郑俊江. 郑魁山教授治疗面瘫特色 [J]. 针灸临床杂志，1995，11（3）：3 – 4.

[30] 胡慧. 杨甲三 [M]. 北京：中国中医药出版社，2001.

[31] 迪亚拉，水竹林. 杨介宾教授面瘫证治经验谈 [J]. 四川中医，1996，14（7）：7 – 8.

[32] 闫慧新，盛艳. 盛灿若教授针药结合治疗周围性面瘫的经验撷英 [J]. 中国针灸，2021，41（7）：792 – 794.

[33] 林诗雨，韦永政，张永超，等. 全国名老中医张家维"三级埋线法"分级论治顽固性面瘫经验 [J]. 针灸临床杂志，2021，37（12）：80 – 84.

[34] 路玫，张欢欢，张会芳. 孙六合教授治疗周围性面瘫经验 [J]. 中国针灸，2009，29（6）：484 – 486.

[35] 吴向农，李帆冰. 王光鼎教授治疗面瘫临床经验总结 [J]. 中国民族民间医药，2015，24（23）：33 – 34.

[36] 曹莲瑛，沈特立，张伟，等. 东贵荣教授针刺治疗周围性面瘫经验撷要 [J]. 中国针灸，2012，32（5）：440 – 443.

[37] 芦玥，贾跃进，陈燕清. 贾跃进老中医运用乾坤针法

治疗周围性面神经麻痹临床经验 [J]. 中医临床研究, 2016, 8 (9): 3 - 4.

　　[38] 邹琴, 鲍超, 李彦彩. 吴旭 "四边五行" 电针理论分型论治周围性面瘫经验 [J]. 中医学报, 2021, 36 (9): 1927 - 1931.

　　[39] 赵琛, 周恩华, 吴焕淦. 针灸治疗周围性面神经瘫痪的时机 [J]. 中国临床康复, 2006, 10 (31): 132 - 134.

　　[40] 张海峰, 茅贝珍, 王怡心. 电针治疗周围性面瘫概况 [J]. 中国民族民间医药, 2018, 27 (23): 73 - 75.

　　[41] 沈梦霞, 吴江霞, 商雯芳. 中医外治法治疗妊娠期贝尔面瘫临床研究进展 [J]. 浙江中医药大学学报, 2021, 45 (1): 83 - 86.